Karnakar Nampelly
Ramana Hechhu

Formulierung und Bewertung von transdermalen Ibuprofen-Pflastern

Karnakar Nampelly
Ramana Hechhu

Formulierung und Bewertung von transdermalen Ibuprofen-Pflastern

ScienciaScripts

Imprint

Any brand names and product names mentioned in this book are subject to trademark, brand or patent protection and are trademarks or registered trademarks of their respective holders. The use of brand names, product names, common names, trade names, product descriptions etc. even without a particular marking in this work is in no way to be construed to mean that such names may be regarded as unrestricted in respect of trademark and brand protection legislation and could thus be used by anyone.

Cover image: www.ingimage.com

This book is a translation from the original published under ISBN 978-620-3-84028-5.

Publisher:
Sciencia Scripts
is a trademark of
Dodo Books Indian Ocean Ltd., member of the OmniScriptum S.R.L Publishing group
str. A.Russo 15, of. 61, Chisinau-2068, Republic of Moldova Europe
Printed at: see last page
ISBN: 978-620-4-62873-8

Copyright © Karnakar Nampelly, Ramana Hechhu
Copyright © 2022 Dodo Books Indian Ocean Ltd., member of the OmniScriptum S.R.L Publishing group

Inhalt

- ABSTARCT 2
- EINFÜHRUNG 15
- LITERATURÜBERSICHT 22
- ZWECK DER STUDIE 27
- PROFIL DER HILFSSTOFFE 31
- METHODIK 34
- ZUSAMMENFASSUNG & SCHLUSSFOLGERUNG 45
- REFERENZEN 46

ABSTARCT

Die orale Verabreichung von Arzneimitteln hat verschiedene Nachteile, wie z. B. eine schlechte Bioverfügbarkeit aufgrund des hepatischen Stoffwechsels (erster Durchgang) und die Tendenz, schnelle Blutspiegelspitzen (sowohl hoch als auch niedrig) zu erzeugen, was zu einer hohen und/oder häufigen Dosierung führt, was sowohl kostspielig als auch unbequem sein kann. In der vorliegenden Studie wurde eine transdermale Verabreichung von Ibuprofen entwickelt, um den First-Pass-Stoffwechsel zu umgehen und die Häufigkeit der Verabreichung im Vergleich zur oralen Verabreichung zu verringern. Mit Hilfe der Polymere Eudragit-L100, HPMCk4M und HPMCk15M wurde eine Matrix aus transdermalen Pflastern entwickelt. Propylenglykol und Tween80 wurden als Permeationsverstärker und Weichmacher ausgewählt. Die Formulierungen wurden mit unterschiedlichen Polymerkonzentrationen von F1 bis F12 hergestellt, und alle Formulierungen wurden auf verschiedene physikalische Parameter und In-vitro-Wirkstofffreisetzungsstudien mit einer Dialysemembran untersucht. Unter allen Formulierungen erwies sich die F6-Formulierung als die beste und zeigte eine Wirkstofffreisetzung von 96,5 % in 12 Stunden. Für die F6-Formulierung wurde die Freisetzungskinetik angewandt und es wurde festgestellt, dass die Formulierung dem Peppas-Mechanismus der Wirkstofffreisetzung folgte. Studien zur Kompatibilität des Arzneimittelträgers wurden mit Hilfe von FTIR durchgeführt, und es wurde festgestellt, dass es keine Wechselwirkungen gab.

Schlüsselwörter: Ibuprofen , Transdermales Pflaster, Eudragit-L100, HPMCk4M und HPMCk15M.

EINFÜHRUNG

Die Behandlung akuter und chronischer Krankheiten erfolgt durch die Verabreichung von Arzneimitteln an Patienten unter Verwendung verschiedener pharmazeutischer Darreichungsformen. Diese Darreichungsformen sind dafür bekannt, dass sie das Medikament sofort freisetzen. In letzter Zeit wurden jedoch mehrere technische Fortschritte erzielt, die zu neuen Techniken für die Verabreichung von Medikamenten geführt haben.

Diese Techniken sind in der Lage, die Geschwindigkeit der Wirkstofffreisetzung zu kontrollieren. Der Begriff "kontrollierte Freisetzung" bezeichnet Systeme, die eine gewisse Kontrolle der Wirkstofffreisetzung im Körper ermöglichen, sei es zeitlich oder räumlich oder beides. Mit anderen Worten: Das System versucht, die Wirkstoffkonzentration im Zielgewebe oder in den Zielzellen zu kontrollieren. Systeme mit verzögerter Freisetzung verlängern also nur die therapeutischen Blut- oder Gewebespiegel des Arzneimittels über einen längeren Zeitraum. Der Unterschied zwischen verzögerter und kontrollierter Freisetzung ist in Abbildung 1.1 dargestellt.

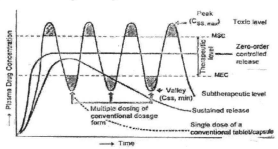

Abbildung 1.1: Vergleichende Diagramme von konventionellen, verzögerten und kontrollierten Freisetzungssystemen.

Der Hauptzweck der Entwicklung alternativer Technologien für die Verabreichung von Arzneimitteln besteht darin, die Effizienz und Sicherheit der Verabreichung von Arzneimitteln zu erhöhen und dem Patienten mehr Komfort zu bieten. In den letzten Jahren wurden umfangreiche Forschungsarbeiten durchgeführt, die zur Entwicklung von Technologien geführt haben, die die erforderlichen Kriterien für die Verabreichung von Arzneimitteln auf nicht-invasivem Wege erfüllen. Eine dieser Technologien ist die transdermale Verabreichung von Arzneimitteln.

TRANSDERMALE MEDIKAMENTENVERABREICHUNG

> **Definition:** Transdermale therapeutische Systeme sind definiert als in sich geschlossene, diskrete Darreichungsformen, die, wenn sie auf die intakte Haut aufgetragen werden, den/die Wirkstoff(e) durch die Haut hindurch mit kontrollierter Geschwindigkeit an den Körperkreislauf abgeben (USP 25).

Ein transdermales Pflaster ist ein medikamentöses Klebepad, das den Wirkstoff über einen Zeitraum von mehreren Stunden bis Tagen nach dem Aufkleben auf die Haut in konstanter Geschwindigkeit abgibt. Es wird auch als Hautpflaster bezeichnet. Ein transdermales Pflaster verwendet eine spezielle Membran, um die Geschwindigkeit zu kontrollieren, mit der das im Pflaster enthaltene Medikament durch die Haut in den Blutkreislauf gelangen kann.

Dies fördert häufig die Heilung eines verletzten Körperteils. Ein Vorteil der transdermalen Verabreichung von Medikamenten gegenüber anderen Verabreichungsformen wie der oralen, topischen, intravenösen, intramuskulären etc. Der Vorteil eines transdermalen Pflasters gegenüber anderen Arten der Verabreichung, wie z. B. der oralen, topischen, intravenösen, intramuskulären usw., besteht darin, dass das Pflaster das Medikament kontrolliert an den Patienten abgibt. Der Hauptnachteil transdermaler Verabreichungssysteme liegt in der Tatsache, dass die Haut eine sehr wirksame Barriere darstellt; daher können nur Medikamente, deren Moleküle klein genug sind, um die Haut zu durchdringen, mit dieser Methode verabreicht werden.

Das erste transdermale Pflaster wurde 1979 von der FDA zugelassen. Es war ein Pflaster zur Behandlung der Reisekrankheit. Mitte der 1980er Jahre begannen die Pharmaunternehmen mit der Entwicklung eines Nikotinpflasters, das Rauchern helfen sollte, mit dem Rauchen aufzuhören, und innerhalb weniger Monate, Ende 1991 und Anfang 1992, ließ die FDA vier Nikotinpflaster zu. Die Idee der Verabreichung von Medikamenten über die Haut ist alt, denn bereits im 16. Jahrhundert v. Chr. wurde berichtet, dass die Schale der Rizinuspflanze in Wasser auf einen schmerzenden Kopf gelegt wurde. Heute ist die transdermale Verabreichung von Arzneimitteln für die Verabreichung an den Körperkreislauf allgemein anerkannt. Bis vor kurzem war die Verwendung von transdermalen Pflastern für Arzneimittel begrenzt, da sich nur wenige Medikamente als wirksam erwiesen haben, die über die Haut verabreicht werden - in der Regel Herzmedikamente wie Nitroglyzerin und Hormone wie Östrogen.

Zu den Medikamenten, die heute über Hautpflaster verabreicht werden, gehören Scopolamin (gegen Reisekrankheit), Östrogen (für die Menopause und zur Vorbeugung von Osteoporose nach der Menopause), Nitroglycerin (bei Angina pectoris) und Lidocain zur Linderung der Schmerzen bei Gürtelrose (Herpes zoster). Zu den arzneimittelfreien - Pflastern gehören Wärme- und Kältepflaster, Pflaster zur Gewichtsabnahme und Nährstoffpflaster,

Hautpflegepflaster (therapeutisch und kosmetisch) sowie Aromapflaster und Pflaster zur Messung der Sonneneinstrahlung.

Zu den Medikamenten, die über Hautpflaster verabreicht werden, gehören Zolpidem-Tatrat, Scopolamin, Nikotin, Östrogen, Nitroglycerin und Lidocain usw. (Tabelle 1.1).

Tabelle Nr.1.1: Vermarktete Produkte von transdermalen Pflastern

MARKENNAME	DROGE	HERSTELLER	INDIKATIONEN
NicotinellR	Nikotin	Novartis	Pharmakologische Raucherentwöhnung
MatrifenR	Fontanel	Nycomed	Pflaster zur Schmerzlinderung
Ortho Evra™	Norelgostromin/ Ethinylestradiol	ORTHO-McNEIL	Postmenstruelles Syndrom
Nupatch 100	Diclofenac-Diethylamin	Zyduscadila	Entzündungshemmend
NeuproR	Rigotine	UCB und schwarzpharma	Idiopathische Parkinson-Krankheit im Frühstadium
Alora	Estradiol	TheraTech/Proctol und Gamble	Postmenstruell Syndrom
NicodermR	Nikotin	Alza/Glaxosmithkline	Raucherentwöhnung
Estraderm	Estradiol	Alza/Norvatis	Postmenstruelles Syndrom
Nitro-dur	Nitroglyzerin	Wichtige Arzneimittel	Angina pectoris
Katapres TTSR	Clonidin	Alza/Böhingeringelhelm	Bluthochdruck

> **Vorteile:** Die transdermale Verabreichung von Arzneimitteln bietet mehrere wichtige Vorteile gegenüber herkömmlichen Darreichungsformen. Die gleichmäßige Permeation des Medikaments durch die Haut ermöglicht konstantere Serumspiegel, was häufig ein Ziel der Therapie ist. Durch eine intravenöse Infusion werden ebenfalls konstante Plasmaspiegel erreicht, doch ist sie invasiver als die transdermale Verabreichung von Arzneimitteln.

1. Sie vermeiden den First-Pass-Effekt, d. h. die erste Passage der Arzneimittelsubstanz durch den systemischen und portalen Kreislauf nach der gastrointestinalen Absorption, wodurch möglicherweise die Deaktivierung durch Verdauungs- und Leberenzyme vermieden wird.
2. Sie ermöglichen eine verlängerte Therapie mit einer einzigen Anwendung und

damit eine längere Wirkdauer, was zu einer Verringerung der Dosierungshäufigkeit führt und die Compliance gegenüber anderen Darreichungsformen verbessert, die eine häufigere Verabreichung erfordern.
3. Sie verringerten die Nebenwirkungen und verbesserten die Therapie durch die Aufrechterhaltung der Plasmaspiegel bis zum Ende des Dosierungsintervalls.
4. Sie werden für Arzneimittel mit einem engen therapeutischen Fenster verwendet.
5. Sie bieten eine verbesserte Bioverfügbarkeit und gleichmäßige Plasmaspiegel.
6. Die Reversibilität der Therapie kann durch Entfernen der Applikation von der Hautoberfläche rasch beendet werden.
7. Verbesserte Patientencompliance und Komfort durch nicht-invasive, schmerzfreie und einfache Anwendung
8. Sie sind nicht invasiv und ersparen die Unannehmlichkeiten einer parenteralen Therapie.
9. Sie sind in Notfällen (z. B. bei nicht ansprechbaren, bewusstlosen oder komatösen Patienten) aufgrund ihrer physischen Präsenz, ihrer Merkmale und ihrer Erkennungsmerkmale leicht und schnell zu identifizieren.
10. Die Wirkung eines Medikaments mit kurzer Halbwertszeit wird durch das Reservoir des Medikaments im therapeutischen Abgabesystem und dessen kontrollierte Freisetzung verlängert.
11. Sie können Schwierigkeiten bei der Aufnahme von Arzneimitteln im Magen-Darm-Trakt vermeiden, die durch den pH-Wert im Magen-Darm-Trakt, die Enzymaktivität und Wechselwirkungen mit Nahrungsmitteln, Getränken und anderen oral verabreichten Arzneimitteln verursacht werden.
12. Sie können die orale Verabreichung von Medikamenten ersetzen, wenn dieser Weg ungeeignet ist, wie bei Erbrechen und Durchfall.
13. Das Fehlen von Spitzen in der Plasmakonzentration kann das Risiko von Nebenwirkungen verringern. Daher sind Arzneimittel, die relativ konstante Plasmaspiegel erfordern, sehr gute Kandidaten für die transdermale Verabreichung von Arzneimitteln.
14. Medikamente, die von den Enzymen und Säuren im Magen-Darm-Trakt abgebaut werden, können ebenfalls gute Ziele sein.

Gleichzeitig hat die transdermale Verabreichung von Arzneimitteln einige Nachteile, die die Verwendung der transdermalen Verabreichung einschränken.

> **Nachteile:** Das erste TDDS wurde 1981 für Scopolamin zur Behandlung der Reisekrankheit entwickelt. Seitdem sind viele TDDS mit großem Erfolg auf dem Markt erschienen. Trotz

des therapeutischen Erfolgs, der in den letzten 28 Jahren durch die Verwendung von TDDS erzielt wurde, gibt es nur sehr wenige TDDS auf dem Markt. Dies ist hauptsächlich auf die unten aufgeführten inhärenten Einschränkungen der TDDS zurückzuführen.

1. Nur relativ wirksame Arzneimittel eignen sich für die transdermale Verabreichung, da die Undurchlässigkeit der Haut natürliche Grenzen für den Wirkstoffeintrag setzt.
2. Kandidaten mit höherem Molekulargewicht (>500Da) dringen nicht in das Stratum corneum ein.
3. Medikamente, die während der Passage durch die Haut metabolisiert werden, können mit diesem System nicht verabreicht werden.
4. Medikamente mit sehr niedrigem oder hohem Verteilungskoeffizienten erreichen den systemischen Kreislauf nicht.
5. Hochschmelzende Drogen, da sie sowohl in Wasser als auch in Fett schwer löslich sind.
6. Ionische Arzneimittel können nicht abgegeben werden.
7. Arzneimittel mit einer hydrophilen Struktur durchdringen die Haut zu langsam, um einen therapeutischen Nutzen zu haben.
8. Das Verabreichungssystem kann nicht für Medikamente verwendet werden, die hohe Blutspiegel erfordern.
9. Die Absorptionsrate hängt von der Applikationsstelle, dem Alter des Patienten usw. ab.
10. Barrierefunktion des Stratum corneum
11. Die Beschaffenheit der Hautbarriere variiert von Mensch zu Mensch und mit dem Alter, wodurch die Abgabe von Arzneimitteln eingeschränkt wird.
12. Verzögerter Wirkungseintritt aufgrund der Verzögerung bei der Abgabe des Arzneimittels über die Haut.
13. Möglichkeit einer lokalen Reizung an der Anwendungsstelle
14. Einige Patienten entwickeln an der Applikationsstelle eine Kontaktdermatitis durch eine oder mehrere der Systemkomponenten, die ein Absetzen des Produkts erforderlich macht.
15. Die Verwendung der transdermalen Verabreichung kann unwirtschaftlich sein.

Unter verschiedenen Umgebungsbedingungen führt das Anhaften des Systems an verschiedenen Hauttypen manchmal zu technischen Schwierigkeiten

Um konstante Freisetzungsraten aufrechtzuerhalten, enthalten transdermale Pflaster einen Überschuss an aktiven Molekülen. Ein stabiler Konzentrationsgradient ist der

Mechanismus, der zur Aufrechterhaltung gleichmäßiger Freisetzungsraten und konstanter Wirkstoffkonzentrationen im Serum dient. Die meisten transdermalen Pflaster enthalten das 20-fache der Wirkstoffmenge, die während der Anwendungszeit absorbiert wird. Daher enthalten die meisten Pflaster nach der Entfernung mindestens 95 % der ursprünglich im Pflaster befindlichen Gesamtmenge an Arzneimittel. Daher müssen die Patienten bei der Entsorgung der Pflaster vorsichtig vorgehen. Jedes Pflaster sollte in der Hälfte gefaltet und die Klebeseiten sollten zusammengeklebt werden. Als zusätzliche Vorsichtsmaßnahme können die Pflaster in der Toilette heruntergespült werden, anstatt sie im Hausmüll zu entsorgen, wo Kinder und Haustiere sie finden und das restliche Medikament verschlucken könnten.

Die Beschädigung eines transdermalen Pflasters, insbesondere eines Membran- oder Reservoirpflasters, kann zu einer schlechten Kontrolle der Freisetzungsrate führen. Die Freisetzungsrate eines beschädigten Pflasters würde eher von der Haut als vom Pflaster kontrolliert werden, was zu einer höheren, möglicherweise toxischen Rate der Arzneimittelabgabe führt. Den Patienten sollte geraten werden, ein Pflaster zu entsorgen, wenn die äußere Verpackung oder das Pflaster selbst beschädigt oder in irgendeiner Weise verändert erscheint. (Gupta R et.al.,)

> **Haut:** Die Haut (auch Cutis oder Integument genannt) ist die Haupthülle des Körpers. Die Haut gilt als das größte Organ des Körpers und wiegt bis zu 16 % des gesamten Körpergewichts.

> **Die Haut als Verabreichungsziel:** Das Ziel des transdermalen Verabreichungssystems für Arzneimittel ist es, eine systemische Medikation durch topische Anwendung auf intakter Haut zu erreichen. Dabei sind drei wichtige Faktoren zu berücksichtigen, die bei der Pharmakokinetik der topischen Anwendung des Arzneimittels eine Rolle spielen: Diese drei Faktoren sind:

1. Die Haut als Zielscheibe für Wirksamkeit und Verträglichkeit.
2. Das Medikament in seiner optimalen Formulierung für eine bestimmte Krankheit.
3. Der Rest des Körpers, der im Allgemeinen unter dem Gesichtspunkt der Sicherheit betrachtet werden muss.

Obwohl die Haut ein großes und logisches Ziel für die Verabreichung von Arzneimitteln ist, schränken ihre grundlegenden Funktionen ihren Nutzen für diesen Zweck ein. Die Haut hat vor allem die Aufgabe, den Körper vor äußeren Einflüssen (z. B. Schadstoffen und Mikroorganismen) zu schützen und alle Körperflüssigkeiten aufzunehmen. Die Lipide in unserer Haut sind schlechte Stromleiter und können uns im Bedarfsfall vor elektrischem Strom schützen.

Mikroskopisch gesehen ist die Haut ein mehrschichtiges Organ, das aus anatomisch vielen histologischen Schichten besteht, aber im Allgemeinen wird sie mit drei Schichten beschrieben:

A. Epidermis

B. Dermis

C. Hypodermis

Nun ist es wichtig, die detaillierte Struktur der Haut zu verstehen, um das Konzept der Permeation von Arzneimitteln zu verstehen. (Mohamed Aqil et al.,)

Anatomie und Physiologie der Haut: Die menschliche Haut besteht aus drei verschiedenen, aber wechselseitig

abhängigen Geweben.

A) die geschichtete, vaskuläre, zelluläre Epidermis, B) die darunter liegende Dermis aus

Bindegewebe und

C) Hypodermis.

Abbildung 1.2: Struktur der Haut

> **Grundlagen der Hautpermeation:** Bis zum letzten Jahrhundert galt die Haut als undurchlässig, außer für Gase. In diesem Jahrhundert wurde jedoch die Durchlässigkeit für fettlösliche Arzneimittel und Elektrolyte untersucht. Außerdem wurde erkannt, dass die verschiedenen Hautschichten nicht gleich durchlässig sind, d. h. die Epidermis ist weniger durchlässig als die Dermis. Nach einer großen Kontroverse wurden alle Zweifel an der Permeabilität des Stratum corneum ausgeräumt, und unter Verwendung von Isotopen-Tracern wurde festgestellt, dass das Stratum corneum die Permeation stark behindert.

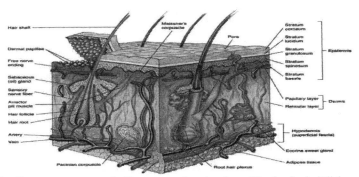

A. *Stratum corneum als Hautpermeationsbarriere:* Die durchschnittliche menschliche Haut enthält 40-70 Haarfollikel und 200-250 Schweißkanäle pro Quadratzentimeter. Vor allem wasserlösliche Stoffe passieren diese Kanäle schneller; dennoch tragen diese Kanäle nicht viel zur Hautpermeation bei. Daher passieren die meisten neutralen Moleküle das Stratum corneum durch passive Diffusion. Das Stratum corneum fungiert also als passives, aber nicht inertes Diffusionsmedium.

Eine Reihe von aufeinanderfolgenden Schritten:

1. Sorption eines penetrierenden Moleküls an der Oberflächenschicht des Stratum corneum.
2. Diffusion durch das Stratum corneum und die lebensfähige Epidermis.
3. Das Molekül wird zur systemischen Verteilung in die Mikrozirkulation aufgenommen.

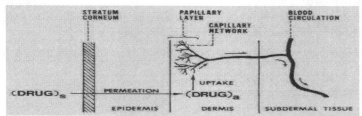

Abbildung 1.3: Mehrschichtiges Hautmodell, das die Abfolge der transdermalen Permeation von Medikamenten für die systemische Verabreichung zeigt

B. *Intrazelluläre versus transzelluläre Diffusion:* Intrazelluläre Bereiche im Stratum corneum sind mit lipidreichem amorphem Material gefüllt. Im trockenen Stratum corneum kann das intrazelluläre Volumen 5 % bis 10 % des vollständig hydratisierten Stratum corneum betragen.

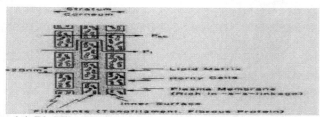

Abbildung 1.4: Die Mikrostruktur des Stratum corneum

C. *Permeationswege: Die* perkutane Absorption beinhaltet die passive Diffusion der Stoffe durch die Haut. Ein Molekül kann zwei Diffusionswege nutzen, um normale, intakte Haut zu durchdringen: den appendagealen Weg und den epidermalen Weg (Abb. 1.5). (Prashant M et.al.,)

1 . Appendagealer Weg: Der appendageale Weg umfasst den Transport von Arzneimittelmolekülen über Schweißdrüsen und Haarfollikel mit den dazugehörigen Talgdrüsen (siehe Nr. 1 und 3 in Abbildung 5). Diese Wege umgehen die Penetration durch das Stratum corneum und werden daher als "Shunt"-Wege bezeichnet. Dieser Weg wird aufgrund seiner relativ kleinen Fläche (ca. 0,1 % der gesamten Hautfläche) als unbedeutend angesehen, doch deuten neuere Studien darauf hin, dass die Follikel bei der perkutanen Absorption eine größere Rolle spielen könnten als allgemein angenommen. Der appendageale Weg könnte für Ionen und größere polare Moleküle, die kaum durch das Stratum corneum dringen, von Bedeutung sein.

2 . Epidermaler Weg: Für Arzneimittel, die hauptsächlich die Hornschicht durchdringen, gibt es zwei mögliche Mikroeingangswege, den transzellulären (intrazellulären) und den parazellulären (interzellulären) Weg (Abb. 1.6).

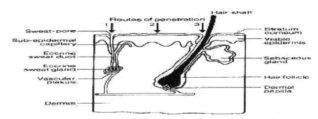

Abbildung 1.5: Wege für die Permeation von Arzneimitteln

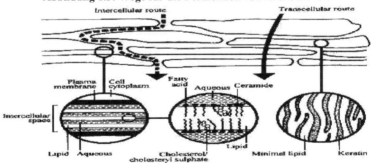

Abbildung 1.6: Epidermale Permeationswege für Arzneimittel

i) *Transzellulär*: **Der** transzelluläre Weg bedeutet den Transport von Molekülen durch die Zellmembran des Epithels. Dazu gehören der passive Transport kleiner Moleküle, der aktive Transport von ionischen und polaren Verbindungen, die Endozytose und die Transzytose von Makromolekülen.

ii) *Parazellulärer Weg: Der* parazelluläre Weg bedeutet den Transport von Molekülen um oder zwischen den Zellen. Zwischen den Zellen gibt es enge Verbindungsstellen oder ähnliche Situationen (in Abb. 1.5 als Nr. 2 dargestellt).

Welchen Weg ein Permeationsmittel hauptsächlich nimmt, wird hauptsächlich durch den Verteilungskoeffizienten (log k) bestimmt. Hydrophile Arzneimittel verteilen sich bevorzugt in den intrazellulären Bereichen, während lipophile Permeationsmittel (o/w log k >2) das Stratum corneum über den interzellulären Weg durchqueren. Die meisten Permeanzien durchdringen das Stratum corneum auf beiden Wegen. Es wird jedoch allgemein davon ausgegangen, dass der gewundene interzelluläre Weg der Hauptweg und die größte Barriere für die Permeation der meisten Arzneimittel ist. (Rathod-Garuji et.al.,)

> **Grundlegende Bestandteile von TDDS :** Zu den Bestandteilen der transdermalen Geräte gehören:

1. Polymermatrix oder -matrizen
2. Das Medikament
3. Permeationsverstärker
4. Andere Hilfsstoffe

1. *Polymermatrix:* Das Polymer steuert die Freisetzung des Arzneimittels aus dem Gerät. Die folgenden Kriterien sollten erfüllt sein, damit ein Polymer in einem transdermalen System verwendet werden kann.

1. Das Molekulargewicht, die Glasübergangstemperatur und die chemische Funktionalität des Polymers sollten so beschaffen sein, dass der spezifische Wirkstoff richtig diffundiert und freigesetzt wird.
2. Das Polymer sollte stabil sein, nicht mit dem Arzneimittel reagieren, leicht hergestellt und zu dem gewünschten Produkt verarbeitet werden können und kostengünstig sein.
3. Das Polymer und seine Abbauprodukte müssen für den Wirt ungiftig oder nicht antagonistisch sein.
4. Die mechanischen Eigenschaften des Polymers sollten sich nicht übermäßig verschlechtern, wenn eine große Menge an Wirkstoff eingearbeitet wird.

- Mögliche nützliche Polymere für Transdermalgeräte sind

5. *Natürliche Polymere:* Zellulosederivate, Zein, Gelatine, Schellack, Wachse, Proteine, Gummis und ihre Derivate, Naturkautschuk, Stärke usw.
6. *Synthetische Elastomere:* Polybutadien, Hydrin-Kautschuk, Polysiloxan, Silikonkautschuk, Nitril, Acrylnitril, Butylkautschuk, Styrol-Butadien-Kautschuk, Neopren usw.
7. *Synthetische Polymere:* Polyvinylalkohol, Polyvinylchlorid, Polyethylen,

Polypropylen, Polyacrylat, Polyamid, Polyharnstoff, Polyvinylpyrrolidon, Polymethylmethacrylat, Epoxid usw.

2. **Arzneimittel:** Für eine erfolgreiche Entwicklung eines Systems zur transdermalen Verabreichung von Arzneimitteln sollte das Arzneimittel mit großer Sorgfalt ausgewählt werden. Im Folgenden sind einige der wünschenswerten Eigenschaften eines Medikaments für die transdermale Verabreichung aufgeführt

- *Physikalisch-chemische Eigenschaften der Droge :*
    1. Das Medikament sollte ein Molekulargewicht von weniger als etwa 1000 Dalton haben.
    2. Das Arzneimittel sollte eine Affinität sowohl zu lipophilen als auch zu hydrophilen Phasen haben. Extreme Verteilungseigenschaften sind für eine erfolgreiche Arzneimittelabgabe über die Haut nicht förderlich.
    3. Das Arzneimittel sollte einen niedrigen Schmelzpunkt haben (<200° c)

- *Biologische Eigenschaften der Droge :*
    1. Das Medikament sollte mit einer Tagesdosis in der Größenordnung von ein paar mg/Tag wirksam sein
    2. Die Halbwertszeit (t1/2) des Arzneimittels sollte kurz sein.
    3. Das Arzneimittel darf keine Hautreizung oder allergische Reaktion hervorrufen.
    4. Arzneimittel, die im Magen-Darm-Trakt abgebaut oder durch den hepatischen First-Pass-Effekt inaktiviert werden, sind geeignete Kandidaten für die transdermale Verabreichung.
    5. Bei der transdermalen Verabreichung mit einem Freisetzungsprofil von nahezu null Grad darf sich keine Toleranz gegenüber dem Arzneimittel entwickeln.

4. **Permeationsverstärker:** Dies sind Verbindungen, die die Hautpermeabilität erhöhen, indem sie das Verhalten der Haut als Barriere für den Fluss eines gewünschten Penetranten verändern. Der Fluss j von Arzneimitteln durch die Haut kann wie folgt beschrieben werden:

$$J = d \, dc/dx \quad \text{------} \quad (1)$$

Dabei ist d der Diffusionskoeffizient und eine Funktion der Größe, Form und Flexibilität des diffundierenden Moleküls sowie des Membranwiderstands; c ist die Konzentration der diffundierenden Spezies; x ist die Raumkoordinate. Die Verstärkung des Flusses durch die Membranen hängt also von folgenden Faktoren ab:

a. Thermodynamik (Gitterenergien, Verteilungskoeffizienten)
b. Molekulare Größe und Form

c. Verringerung der Energie, die erforderlich ist, um ein molekulares Loch in der Membran zu erzeugen

Es wird angenommen, dass Permeationsverstärker einen oder mehrere dieser Aspekte beeinflussen, um die Hautpenetration zu verbessern. Eine große Anzahl von Verbindungen wurde auf ihre Fähigkeit untersucht, die Permeabilität des Stratum corneum zu verbessern. Diese können unter den folgenden Hauptüberschriften klassifiziert werden:

3.1 Lösungsmittel als Permeationsverstärker: Diese Verbindungen erhöhen die Penetration möglicherweise durch Aufquellen der polaren Bahn und/oder durch Verflüssigung der Lipide. Beispiele hierfür sind Wasseralkohole - Methanol und Ethanol; Alkylmethylsulfoxide - Dimethylsulfoxid, Alkylhomologe von Methylsulfoxid, Dimethylacetamid und Dimethylformamid; Pyrrolidone - 2-Pyrrolidon, n-Methyl-2-Pyrrolidon; Laurocapram (Azone), verschiedene Lösungsmittel - Propylenglykol, Glycerin, Silikonöle und Isopropylpalmitat (Tortora G et.al.,)

3.2. Tenside als Permeationsverstärker: Diese Verbindungen sollen den polaren Transportweg, insbesondere von hydrophilen Arzneimitteln, verbessern. Die Fähigkeit eines Tensids, die Penetration zu verändern, hängt von der polaren Kopfgruppe und der Länge der Kohlenwasserstoffkette ab. Diese Verbindungen sind jedoch hautreizend, so dass ein Gleichgewicht zwischen Penetrationsverbesserung und Reizung gefunden werden muss. Anionische Tenside können in die Haut eindringen und stark mit ihr interagieren. Sobald diese Tenside in die Haut eingedrungen sind, können sie große Veränderungen hervorrufen. Kationische Tenside sind Berichten zufolge reizender als anionische Tenside und wurden als Hautpermeationsverstärker noch nicht umfassend untersucht. Von den drei Hauptklassen der Tenside sind die nichtionischen Tenside seit langem als diejenigen mit dem geringsten Irritationspotenzial bekannt und wurden umfassend untersucht. Beispiele für häufig verwendete Tenside sind:

1. Anionische Tenside: Dioctylsulfosuccinat, Natriumlaurylsulfat, Decodecylmethylsulfoxid usw.
2. Nichtionische Tenside: Pluronic F127, Pluronic F68, etc.
3. Gallensalze: Natriumtaurocholat, Natriumdeoxycholat und Natriumtauroglycocholat **3.3. Binäre Systeme:** Diese Systeme eröffnen offensichtlich den heterogenen Multilaminatweg sowie die kontinuierlichen Wege. Beispiele hierfür sind: Propylenglykol-Ölsäure und 1,4-Butandiol-Linolsäure.

3.4. Verschiedene Chemikalien: Dazu gehören Harnstoff, ein feuchtigkeitsspendendes und keratolytisches Mittel; N,N-Dimethyl-m-Toluamid; Kalziumthioglykolat;

Anticholinergika.

In jüngster Zeit wurden einige potenzielle Permeationsverstärker beschrieben, aber die verfügbaren Daten über ihre Wirksamkeit sind spärlich. Dazu gehören Eucalyptol, Di-o-methyl-P-Cyclodextrin und Sojabohnenkasein.

Tabelle 1.2: Für TDD verwendete Permeationsverstärker

Kategorie	Beispiel
Lösungsmittel	Methanol, Ethanol, Dimethylsulfoxid
Anionische Tenside	2-Pyrrolidon, Isopropylmyristat, Lauro-Capram(azone)
Nichtionische Tenside	Natriumlaurylsulfat, Sorbitanmonolaurat
Ätherische Öle	Kardamomöl, Kümmelöl, Zitronenöl, Menthol, D-Limonen, Linolsäure

4. Andere Hilfsstoffe :

4.4. Klebstoffe: Die Befestigung aller transdermalen Geräte auf der Haut erfolgte bisher mit einem druckempfindlichen Klebstoff. Der druckempfindliche Klebstoff kann auf der Vorderseite des Geräts oder auf der Rückseite des Geräts angebracht werden und sich nach außen hin erstrecken. Beide Klebesysteme sollten die folgenden Kriterien erfüllen.

1. Sollte die Haut nicht reizen oder sensibilisieren oder ein Ungleichgewicht in der normalen Hautflora während der Kontaktzeit mit der Haut verursachen sollte während des Dosierungsintervalls aggressiv auf der Haut haften, ohne dass seine Position durch Aktivitäten wie Baden, Bewegung usw. gestört wird.
2. Sollte leicht zu entfernen sein.
3. Sollte keine unauswaschbaren Rückstände auf der Haut hinterlassen
4. Sollte auf makroskopischer und mikroskopischer Ebene einen ausgezeichneten (intimen) Kontakt mit der Haut haben.

4.5. . Trägermembran: Trägermembranen sind flexibel und sorgen für eine gute Verbindung mit dem Arzneimittelreservoir, verhindern, dass das Arzneimittel die Darreichungsform durch die Oberseite verlässt, und sind bedruckbar. Es handelt sich um eine undurchlässige Substanz, die das Produkt während der Anwendung auf der Haut schützt, z. B. metallisches Kunststofflaminat, Kunststoffträger mit saugfähigem Kissen und okklusiver Grundplatte (Aluminiumfolie), klebendes Schaumkissen (flexibles Polyurethan) mit okklusiver Grundplatte (Aluminiumfolienscheibe) usw.

4.6. Release Liner: Während der Lagerung ist das Pflaster mit einer Schutzfolie bedeckt, die unmittelbar vor dem Aufkleben des Pflasters auf die Haut entfernt und entsorgt wird. Sie wird daher als Teil des primären Verpackungsmaterials und nicht als Teil der

Darreichungsform für die Abgabe des Arzneimittels betrachtet. In der Regel besteht ein Release-Liner aus einer Basisschicht, die nicht okklusiv (z. B. Papiergewebe) oder okklusiv (z. B. Polyethylen, Polyvinylchlorid) sein kann, und einer Release-Beschichtung aus Silikon oder Teflon. Andere Materialien, die für TDDS-Trennfolien verwendet werden, sind Polyesterfolie und metallisierte Laminate.

> **Technologien zur Entwicklung von TDDS** : Die Technologien lassen sich in vier grundlegende Ansätze einteilen.

A. Trennwandgesteuerte TDD-Systeme mit Polymermembranen: Bei dieser Art von Systemen ist das Arzneimittelreservoir zwischen einem für Arzneimittel undurchlässigen Trägerlaminat und einer Polymermembran mit Ratensteuerung eingeschlossen. (Abb. 1.7)

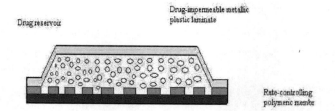

Abbildung 1.7: Querschnittsansicht eines permeationsgesteuerten TDD-Systems mit Polymermembran

Der Wirkstoff darf nur durch die geschwindigkeitskontrollierende Membran permeieren. Die festen Arzneimittel sind homogen in einer festen Polymermatrix dispergiert, in einem nicht auslaugbaren, viskosen flüssigen Medium, z. B. Silikonflüssigkeit, suspendiert, um eine pastenartige Suspension zu bilden, oder in einem freisetzbaren Lösungsmittel, z. B. Alkylalkohol, aufgelöst, um eine klare Arzneimittellösung zu bilden. Die geschwindigkeitskontrollierende Membran kann entweder eine mikroporöse oder eine nicht poröse Polymermembran sein, z. B. ein Ethylen-Vinylacetat-Copolymer, mit einer spezifischen Medikamentendurchlässigkeit. Auf die äußere Oberfläche der Polymermembran kann eine dünne Schicht eines arzneimittelkompatiblen, hypoallergenen druckempfindlichen Klebepolymers, z. B. Silikonkleber, aufgebracht werden, um einen engen Kontakt des TDD-Systems mit der

$$\frac{dQ}{dt} = \left(\frac{K_{m/r} K_{a/m} D_a D_m}{K_{m/r} D_m h_a + K_{a/m} D_a h_m} \right) C_R$$

Hautoberfläche zu gewährleisten. Durch Variation der Zusammensetzung der Arzneimittelreservoirformulierung sowie des Permeabilitätskoeffizienten und der Dicke der geschwindigkeitskontrollierenden Membran kann die Arzneimittelfreisetzungsrate verändert werden. Einige von der FDA zugelassene Systeme sind z. B. Transderm-Nitro für Angina pectoris, Transderm-Scop für Reisekrankheit und Catapres-TTS für Bluthochdruck.

Die intrinsische Rate der Wirkstofffreisetzung aus dieser Art von TDD-System ist definiert durch

Dabei ist C_R die Arzneimittelkonzentration im Reservoir-Kompartiment

K_m/r der Verteilungskoeffizient für die Grenzflächenverteilung des Arzneimittels vom Reservoir zur Membran

K_a/m der Verteilungskoeffizient für die Grenzflächenverteilung des Arzneimittels von der Membran zum Klebstoff

D_a Diffusionskoeffizient in der geschwindigkeitskontrollierenden Membran

D_m Diffusionskoeffizient in der Klebstoffschicht

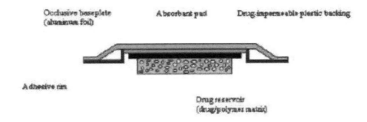

h_a Dicke der geschwindigkeitsregulierenden Membran

h_m Dicke der Klebstoffschicht

B. *Diffusionskontrollierte TDD-Systeme mit Polymermatrix:* Bei diesem System wird das Arzneimittelreservoir durch homogenes Dispergieren des festen Arzneimittels in einer hydrophilen oder lipophilen Polymermatrix gebildet, und anschließend wird das gebildete medikamentenhaltige Polymer zu medikamentenhaltigen Scheiben mit bestimmter Oberfläche und Dicke geformt. Dieses Arzneimittelreservoir, das die Polymerscheibe enthält, wird dann auf einer okklusiven Grundplatte in einem Fach aus einer arzneimittelundurchlässigen Kunststoffunterlage angebracht. Anstatt das klebende Polymer direkt auf die Oberfläche der medizinischen Scheibe aufzutragen, wird es entlang des Umfangs des Pflasters aufgetragen, um einen Streifen mit klebendem Rand zu bilden, der die medizinische Scheibe umgibt.

C. Abbildung 1.8: Querschnittsansicht von diffusionsgesteuerten TDD-Systemen mit Polymermatrix.

Z.B. das Nitro-dur-System und das NTS-System bei Angina pectoris.

Die Freisetzungsrate von Arzneimitteln in Polymermatrix-Dispersionen beträgt

$$\frac{dQ}{dt} = \left[\frac{L_a C_p D_p}{2t}\right]^{1/2}$$

wobei L die ursprünglich in der Polymermatrix dispergierte Arzneimitteldosis ist
Cp is-Löslichkeit des Arzneimittels in der Polymermatrix
Dp ist die Diffusionsfähigkeit des Arzneimittels in der Polymermatrix

Nur der in der Polymermatrix gelöste Wirkstoff kann freigesetzt werden, die *CP* ist praktisch gleich der *CR*.

Alternativ kann das tdd-System mit Polymermatrix aus einer Arzneimitteldispersion hergestellt werden, indem das Arzneimittel direkt in einem druckempfindlichen Klebstoffpolymer, z. B. Polyacrylat, dispergiert wird und dann das mit dem Arzneimittel dispergierte Klebstoffpolymer durch Lösungsmittelgießen oder Heißschmelzen auf ein flaches Blatt eines arzneimittelundurchlässigen Trägerlaminats aufgetragen wird, um eine einzelne Schicht des Arzneimittelreservoirs zu bilden. Dies ergibt ein dünneres Pflaster. Z. B. Minitran-System, Nitro-dur II-System für Angina pectoris.

C. TDD-Systeme mit gradientengesteuertem Wirkstoffreservoir: TDD-Systeme mit Polymermatrix-Wirkstoffdispersion können so modifiziert werden, dass der Grad der Wirkstoffbeladung inkrementell variiert wird, wodurch ein Gradient des Wirkstoffreservoirs entlang des Diffusionsweges durch die mehrschichtigen Klebstoffschichten entsteht. Die Wirkstofffreisetzung aus dieser Art von gradientengesteuerten TDD-Systemen mit Wirkstoffreservoir kann wie folgt ausgedrückt werden

$$\frac{dQ}{dt} = \left(\frac{KF_{a/r} D_a}{h_a(t)} \right) L_d(h_a)$$

In diesem System nimmt die Dicke des Diffusionswegs, durch den die Arzneimittelmoleküle diffundieren, mit der Zeit zu, d. h. Ha (t). Die Medikamentenbeladung in der mehrschichtigen Klebeschicht ist so konzipiert, dass sie proportional zunimmt, d.h. (ha), um die zeitabhängige Zunahme und den Diffusionspfad als Ergebnis der Medikamentenverarmung durch die Freisetzung zu kompensieren. Theoretisch sollte dies zu einem konstanteren Wirkstofffreisetzungsprofil führen, z. B. bei einem Deponit-System, das Nitroglycerin für Angina pectoris enthält.

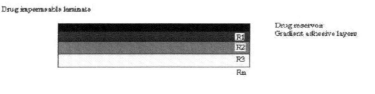

Abbildung 1.9: Querschnittsansicht eines gradientengesteuerten TDD-Systems mit Arzneimittelreservoir.

D. Auflösungsgesteuerte TDD-Systeme mit Mikroreservoir: Eine Mischung aus Reservoir- und Matrixdispersionssystemen, die ein gegrabenes Reservoir enthält, das dadurch gebildet wird, dass zunächst die festen Arzneimittel in einer wässrigen Lösung eines mit Wasser mischbaren Lösungsvermittlers, z. B. Propylenglykol, suspendiert werden und dann die Arzneimittelsuspension mit kontrollierter Wasserlöslichkeit in einem lipophilen Polymer durch eine hohe mechanische Scherkraft homogen dispergiert wird, um Tausende von nicht auswaschbaren mikroskopischen Arzneimittelreservoiren zu bilden, z. B. Nitrodisk-System für Angina pectoris.

Die Freisetzungsrate des Arzneimittels aus diesem System ist definiert durch

Verschließbare Basisplatte (Alutinutn-Folienscheibe)

Abbildung 1.10: Querschnittsansicht eines auflösungsgesteuerten TDD-Systems mit Mikroreservoir für Arzneimittel.

> Ein transdermales Medikamentenverabreichungssystem ist eine Vorrichtung, die aus einem oder mehreren Polymeren besteht, in die ein oder mehrere Medikamente eingebettet sind,

$$\frac{dQ}{dt} = \frac{D_p D_s A K_s}{D_p h_d + D_s h_p A K_s} \left(BS_p \quad \frac{KF_{dr} D_i S_l (l-s)}{h_l} \left[\frac{l}{K_l} - \frac{l}{K_m} \right] \right)$$

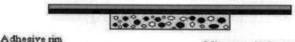

um das eingebettete Medikament über einen kontrollierten Zeitraum durch die Haut abzugeben. Abbildung 11 zeigt die schematische Darstellung eines typischen transdermalen Arzneimittelabgabesystems mit dem Pflaster und seinen verschiedenen Schichten. Das Konzept des transdermalen Pflasters wurde 1979 eingeführt. Das Pflaster war ein Scopolaminpflaster, das ein Medikament zur Behandlung der Reisekrankheit abgibt.

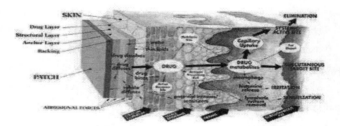

Abb. 1.11: Schematische Darstellung des transdermalen Verabreichungssystems

Der Hauptmechanismus für die Verabreichung von Arzneimitteln in transdermalen Verabreichungssystemen ist "ein langsamer Diffusionsprozess, der durch den Gradienten zwischen der hohen Konzentration im Verabreichungssystem und der Nullkonzentration in der Haut angetrieben wird". "Die Permeation des Arzneimittels durch die Haut folgt dem ersten Fick'schen Gesetz, bei dem der stationäre Fluss (J) mit dem Diffusionskoeffizienten (D) des

Arzneimittels im Stratum corneum über eine Diffusionspfadlänge oder Membrandicke (h), dem partiellen Koeffizienten (p) zwischen dem Stratum cornuem und dem Vehikel und der angewandten Arzneimittelkonzentration (C0), die als konstant angenommen wird, in Beziehung steht.

$$d_m/d_t = j = DC_0p/h$$

Der Mechanismus der Medikamentenabgabe in einem transdermalen Pflaster ist die Diffusion durch die Haut, und die Haut stellt eine Barriere dar. Die ursprüngliche Funktion der Haut besteht darin, Dinge abzugeben, die im Körper nicht benötigt werden, z. B. Schweiß, Schmutz usw. Außerdem hält sie die Temperatur des Körpers aufrecht. (VandanaMohabe et.al.,)

Arten von TDDS :

1. *Reservoir-System:* Bei diesem System ist das Medikamentenreservoir zwischen einer undurchlässigen Rückschicht und einer ratenkontrollierenden Membran eingebettet (Abb. 1.12 a). Der Wirkstoff wird nur durch die geschwindigkeitskontrollierende Membran freigesetzt, die mikroporös oder nicht porös sein kann. Im Wirkstoffreservoir kann der Wirkstoff in Form einer Lösung, Suspension oder eines Gels vorliegen oder in einer festen Polymermatrix dispergiert sein. Auf die äußere Oberfläche der Polymermembran kann eine dünne Schicht eines arzneimittelverträglichen, hypoallergenen Klebepolymers aufgebracht werden. Z.B. transderm-Nitro und transderm-Scop.

2. *Matrixsysteme - Drug-in-Adhesive-System:* Das Medikamentenreservoir wird durch Auflösen oder Dispergieren des Medikaments in einem Klebstoffpolymer und anschließendes Auftragen des medikierten Polymerklebstoffs durch Lösungsmittelgießen oder durch Schmelzen des Klebstoffs (im Falle von Schmelzklebstoffen) auf eine undurchlässige Trägerschicht gebildet (Abb. 1.12 b). Auf das Reservoir werden Schichten aus nicht medikamentösem Klebstoffpolymer aufgetragen. Beispiel: Isosorbidinitrat freisetzendes transdermales therapeutisches System (Frandol-Tape)

3. *Matrix-Dispersionssystem:* Das Arzneimittel wird homogen in einer hydrophilen oder lipophilen Polymermatrix dispergiert. Diese arzneimittelhaltige Polymerscheibe wird dann auf einer okklusiven Grundplatte in einem aus einer arzneimittelundurchlässigen Rückschicht hergestellten Kompartiment befestigt (Abb. 1. 12 c). Anstatt den Klebstoff auf die Oberfläche des Arzneimittelreservoirs aufzutragen, wird er entlang des Umfangs verteilt, um einen Streifen mit Klebstoffrand zu bilden. Z.B., Nitro-Dur.

4. **Mikro-Reservoir-Systeme:** Dieses Arzneimittelabgabesystem ist eine Kombination aus Reservoir- und Matrix-Dispersionssystemen. Das Wirkstoffreservoir wird gebildet, indem der Wirkstoff zunächst in einer wässrigen Lösung eines wasserlöslichen Polymers suspendiert wird und dann die Lösung homogen in einem lipophilen Polymer dispergiert wird, um Tausende von nicht auswaschbaren, mikroskopischen Wirkstoffreservoirkugeln zu bilden (Abb. 12 d). Die thermodynamisch instabile Dispersion wird durch sofortige Vernetzung des Polymers in situ schnell stabilisiert. Beispiel: Nitrodisc

Faktoren, die die transdermale Verabreichung von Arzneimitteln beeinflussen: Die wirksame transdermale Verabreichung von Arzneimitteln kann unter Berücksichtigung der drei Faktoren Arzneimittel, Haut und Träger formuliert werden. Die klinische Reaktion nach der Anwendung transdermaler Arzneimittelabgabesysteme ist ein schrittweiser Prozess.

1. Freisetzung des Arzneimittels aus der Formulierung
2. Eindringen in die Haut und Permeation durch die Haut
3. Aktivierung der pharmakologischen Reaktion

Die wichtigsten Faktoren, die Unterschiede in der transdermalen Permeabilität des Stratum corneum beeinflussen und verursachen, können wie folgt klassifiziert werden:

1. **Physikalisch-chemische Eigenschaften des eindringenden Moleküls**
   1) Diffusion
   2) Verteilungskoeffizient
   3) Ph-Bedingungen
   4) Konzentration des eindringenden Moleküls
2. **Physikalisch-chemische Eigenschaften des Verabreichungssystems für Arzneimittel**
   1) Fahrzeug
   2) Zusammensetzung des Arzneimittelverabreichungssystems
   3) Physiologische und pathologische Zustände der Haut
3. **Reservoirwirkung der Hornschicht**
   1) Lipidfilm
   2) Hydratisierung der Haut
   3) Hauttemperatur
   4) Regionale Unterschiede
   5) Traumatische/pathologische Verletzungen der Haut
   6) Stoffwechsel von Arzneimitteln in der Haut
   7) Stoffwechsel von Arzneimitteln durch Mikroorganismen.

Tabelle 1.3: Ideale Eigenschaften von Wirkstoffkandidaten für die transdermale Verabreichung von Arzneimitteln

Parameter	Eigenschaften

Dosis	Sollte niedrig sein (20mg/Tag)
Halbwertszeit in Stunden	10 oder weniger
Molekulargewicht	< 400
Verteilungskoeffizient*	Log p (Octanol-Wasser) zwischen -1,0 und 4
Koeffizient der Hautdurchlässigkeit*	> 0,5 x10^{-3} cm/hr
Reaktion der Haut	Nicht reizend und nicht sensibilisierend
Orale Bioverfügbarkeit	Niedrig
Therapeutischer Index	Niedrig

LITERATURÜBERBLICK
1 . Madhulatha A et.al.,2013

Die vorliegende Untersuchung zielte darauf ab, ein transdermales therapeutisches System mit verzögerter Freisetzung zu entwickeln, das Ibuprofen mit verschiedenen Verhältnissen von Chitosan, HPMC und einer Kombination aus Chitosan und HPMC durch Lösungsmittelverdampfungstechnik enthält. Es wurden leere Filme hergestellt und ihre Eigenschaften wie Glätte und Flexibilität bewertet. Die Ergebnisse folgten der Higuchi-Kinetik ($r = 0{,}9382$) und der Mechanismus der Freisetzung war diffusionskontrollierte Freisetzung. Ferner wurde festgestellt, dass die Freisetzung linear mit der Korsemeyer-Peppas-Gleichung ($r = 0{,}9698$ und Steigung $n = 0{,}5075$) verläuft und bestätigt, dass die Diffusion dem nichtfickschen Gesetz folgt. Basierend auf den In-vitro-Permeationsstudien an Rattenhaut führte die D4-Formulierung (0,2 % einfaches Chitosan + HPMC) zu einer 86 %igen Wirkstofffreisetzung in 24 Stunden.

2 . Koteswararao P et.al.,2013

Es wurden zehn transdermale Pflasterformulierungen aus HPMC K 15 M und Ethylcellulose hergestellt. Alle Formulierungen enthielten Dimethylsulfoxid als Penetrationsverstärker und Dibutylphthalat als Weichmacher sowie Dichlormethan und Methanol als Lösungsmittelsystem. Die Daten der In-vitro-Wirkstoffdiffusion aus den Pflastern wurden an verschiedene Gleichungen und kinetische Modelle angepasst, um die Freisetzungskinetik zu erklären. Die kumulative Wirkstofffreisetzung aus der Formulierung K10 betrug ($97{,}36 \pm 1{,}089$) nach 24 Stunden. Somit hat sich die Formulierung K10 als ideale Formulierung für Metoprololsuccinat herausgestellt, da sie im Vergleich zu anderen Formulierungen eine bessere Freisetzung mit anhaltender Wirkung zeigte.

3 . Ujjawal Nautiyal et.al.,2013

Die Pflaster wurden durch Lösungsmittelverdampfung hergestellt, die Trägermembran war eine mit Polyethylen laminierte, undurchlässige Aluminiumfolie. Die Pflaster wurden auf Gleichmäßigkeit der Dicke, Gleichmäßigkeit des Gewichts, Rasterelektronenmikroskopie, Oberflächen-pH-Wert, Quellungsstudien, Gleichmäßigkeit des Wirkstoffgehalts, Wirkung auf die Alterung, Hautreizungspotenzial und In-vitro-Freisetzungsstudie untersucht.Die Pflaster zeigten eine kontrollierte Freisetzung über einen Zeitraum von mehr als 2 Stunden. Es wurde festgestellt, dass die Pflaster, die 30 mg Losartan mit HPMC (Formulierung F2) enthielten, eine mäßige Quellung, einen mäßigen Oberflächen-pH-Wert und eine kontrollierte Wirkstofffreisetzung aufwiesen und somit für die Entwicklung von transdermalen Pflastern für effektive Anwendungen ausgewählt werden können.

4 Jaya raja kumar.K et.al.,2012

In der vorliegenden Studie wurden transdermale Pflaster für Terbinafin Hcl unter Verwendung von Polymeren wie HPMC, SCMC und Carbopol 934 in unterschiedlichen Konzentrationen hergestellt. Diese transdermalen Pflaster werden auf ihre physikochemischen Eigenschaften hin untersucht, wie z.b. die Gleichmäßigkeit der Dicke der Pflaster von 0,211 ± 0,016 mm bis 0,232 ± 0,013 mm, die Gleichmäßigkeit des Gewichts der Pflaster zwischen 0,312 ± 0,033 mg und 0.398 ± 0,021 mg, Zugfestigkeit der Pflaster zwischen 3,21 ± 0,114 und 4,62 ± 0,111 kg/mm2, Faltfestigkeit der Pflaster zwischen 74,11 ± 4,231 und 97,56 ± 6,231, Einheitlichkeit des Wirkstoffgehalts, In-vitro-Freisetzungsstudien. Verschiedene Techniken, FTIR (Fourier-Transform-Infrarot) und DSC (Differential-Scanning-Kalorimetrie) wurden zur Abschätzung der Unverträglichkeit eingesetzt.

5 . Jaydatt K. Jadhav et.al., 2012

Es wurden transdermale Pflasterformulierungen aus Hydroxypropylmethylcellulose E5 und Ethylcellulose in den Verhältnissen 10:0, 0:10, 1:9, 2:8, 3:7, 4:6, 5:5, 6:4, 7:3, 8:2 bzw. 9:1 hergestellt. Alle Formulierungen enthielten 20 % v/w Dimethylsulfoxid als Penetrationsverstärker und 20 % v/w Dibutylphthalat als Weichmacher in Chloroform und Methanol (1:1) als Lösungsmittelsystem. Die hergestellten transdermalen Pflaster wurden in vitro auf Freisetzung, Feuchtigkeitsaufnahme, Feuchtigkeitsverlust und mechanische Eigenschaften untersucht. Die Diffusionsstudien wurden mit Hilfe von Franz-Diffusionszellen durchgeführt. Die Formulierung F8 mit einer Kombination von Polymeren (3:2) zeigte eine maximale Freisetzung von 75,28 % in 24 Stunden.

6 . Mohd. Amjad et.al.,2011

Transdermale Verabreichungssysteme für Arzneimittel werden in der modernen Pharmazie immer beliebter. Die vorliegende Studie wurde durchgeführt, um transdermale Pflaster vom Matrixtyp zu entwickeln, die Atenolol mit verschiedenen Verhältnissen von HPMC (Hydroxylpropylmethylcellulose) und EC (Ethylcellulose) durch Lösungsmittelgießen enthalten. Propylenglykol 3% wird als Weichmacher und Span 80 als Permeationsverstärker verwendet. Die formulierten transdermalen Pflaster wurden im Hinblick auf ihre physikochemischen Eigenschaften, In-vitro-Permeationsstudien und Stabilitätsstudien bewertet. Alle hergestellten Formulierungen zeigten eine gute physikalische Stabilität. Die In-vitro-Permeationsstudien wurden mit der Franz-Diffusionszelle durchgeführt. Von allen formulierten Pflastern zeigten HF4 und HE3 eine gute Permeation innerhalb von 24 Stunden. Daher wurden diese beiden Formulierungen als beste Formulierungen ausgewählt.

7 . K. Kavitha et.al.,2011

Es wurden drei transdermale Pflasterformulierungen (F1, F2 und F7) hergestellt, die aus Hydroxypropylmethylcellulose E5 und Ethylcellulose in den Verhältnissen 5:0, 0:5 bzw. 1:1 bestehen. Die Formulierung F1 (Hydroxypropylmethylcellulose E5 allein) zeigte eine maximale Freisetzung von 95,76 ± 1,38 % in 8 Stunden, während F2 (Ethylcellulose allein) eine maximale Freisetzung von 58,64 ± 1,14 % in 24 Stunden zeigte. Die Formulierung F3 mit einer Kombination von Polymeren (1:1) zeigte eine maximale Freisetzung von 76,76 ± 2,1 % in 24 Stunden, die sich als ideale Formulierungen für Lornoxicam herausstellten, und der Mechanismus der Freisetzung wurde durch Diffusion vermittelt.

8 . Irfan Newaz Khan et.al., 2011

Es wurde festgestellt, dass mit zunehmender Konzentration des hydrophilen Polymers PVP in der Formulierung die Auflösungsrate anstieg und das beste Ergebnis für das Polymerverhältnis 3:5 erzielt wurde. Bei der Untersuchung des Freisetzungsmechanismus wurde festgestellt, dass das Higuchi-Diagramm eine ziemlich gerade Linie mit einem hohen Korrelationskoeffizienten zeigte. Es wurde auch festgestellt, dass während des Kontakts des Pflasters mit der Dermis keine signifikanten Reaktionen auftraten. Daraus lässt sich schließen, dass Aceclofenac in transdermalen Matrixpflastern formuliert werden kann, um die Freisetzungseigenschaften aufrechtzuerhalten, und dass die Polymerzusammensetzung (PVP/EC, 3:5) unter den untersuchten Formulierungen die beste Wahl für die Herstellung transdermaler Pflaster für Aceclofenac ist.

9 . Md. Kamrul Hasan et.al.,2010

Ein mit Rosiglitazonmaleat (RM) beladenes transdermales HPMC-PVA-Pflaster wurde als Matrix-Dispersionssystem hergestellt, und die Wirkstofffreisetzung aus dem Pflaster wurde sowohl in-vitro als auch in-vivo untersucht. Es wurde festgestellt, dass 81% des Wirkstoffs in vitro innerhalb von 12 Stunden freigesetzt werden und das Freisetzungsmuster ein Prozess mit Nullordnung war. Das System wurde wie ein Uhrengürtel zusammengebaut, so dass man es je nach Bedarf leicht tragen kann. Ex-vivo-Hautpermeationsstudien an Alloxan-induzierten diabetischen Ratten zeigten eine signifikante Verbesserung der täglichen Diabetesekontrolle. Die Behandlung mit dem Pflaster führte bei normalen Ratten zu einer Hypoglykämie, während der Blutzuckerspiegel bei diabetischen Ratten innerhalb von 16 Stunden auf ein normales Niveau zurückging. Diese Ergebnisse deuten darauf hin, dass die Verabreichung dieses

Medikaments durch TDDS den First-Pass-Effekt bei oraler Verabreichung umgehen kann und somit eine bessere Blutzuckerkontrolle bei Diabetikern ermöglicht.

10 . Ganesh Sheshrao Bangale et.al.,2010

Verschiedene Konzentrationen von Ölsäure und Isopropylmyristat wurden verwendet, um die transdermale Permeation von Atenolol zu verbessern. Alle hergestellten Formulierungen wiesen eine gute physikalische Stabilität auf. In-vitro-Permeationsstudien der Formulierungen wurden mit Franz-Diffusionszellen durchgeführt. Die Formulierung, die mit einem hydrophilen Polymer hergestellt wurde, das einen Permeationsverstärker enthält, zeigte im Vergleich zu allen anderen Formulierungen die beste In-vitro-Hautpermeation durch die Haut von Ratten (Wistar-Albino-Ratten). Die Ergebnisse zeigen, dass das Freisetzungsprofil von Aceclofenac in den verschiedenen Formulierungen einer gemischten Kinetik nullter und erster Ordnung folgt. Diese Ergebnisse deuten darauf hin, dass die Formulierung, die F4 [CAP: PVP (6:1)] enthält, eine optimale Freisetzung in konzentrationsunabhängiger Weise zeigte.

11 . A.Shivaraj et.al.,2010

Sieben transdermale Pflasterformulierungen (F1, F2, F3, F4, F5, F6 und F7), bestehend aus Hydroxypropylmethylcellulose E5 und Ethylcellulose im Verhältnis 10:0, 0:10, 1:9, 2:8, 3:7, 4:6 bzw. 5:5, wurden durch Lösungsmittelverdampfung hergestellt. Alle Formulierungen enthielten 5 % v/w Dimethylsulfoxid als Penetrationsverstärker und 10 % v/w Dibutylphthalat als Weichmacher in Chloroform und Methanol (1:1) als Lösungsmittelsystem. Die Formulierung F1 (Hydroxypropylmethylcellulose E5 allein) zeigte eine maximale Freisetzung von 95,521 ± 0,982 % in 8 Stunden, während F2 (Ethylcellulose allein) eine maximale Freisetzung von 67,078 ± 1,875 % in 24 Stunden zeigte. Die Formulierung F7 mit einer Kombination von Polymeren (1:1) zeigte eine maximale Freisetzung von 86,812 ± 0,262 % in 24 Stunden und erwies sich als ideale Formulierung für Ketotifenfumarat.

12 . V.Vijayan et.al.,2010

Transdermale Pflaster für Losartan mit hydrophilen und hydrophoben Polymeren, die das Arzneimittelreservoir enthalten, wurden durch Lösungsmittelverdampfung hergestellt. In diesem Experiment wurden Membranen aus Ethylcellose und Eudragit RS 100 verwendet, um eine kontrollierte Freisetzung des Medikaments zu erreichen. In-vitro-Permeationsstudien wurden mit einer Franz-Diffusionszelle mit Zellophanmembran durchgeführt. Die Wirkung von nicht-ionischen Tensiden wie Tween 80 und Span 80 auf die Permeation des Medikaments wurde untersucht. Basierend auf den kinetischen Studien zeigte das Pflaster, das sowohl HPMC als auch Eudragit RS100 enthielt, zufriedenstellende Freisetzungsmuster.

13 . Jadhav R.T et.al.,2009

Untersuchung der Wirkung von Weichmachern wie Dibutylphthalat und Propylenglykol mit Hilfe der Keshary-Chein-Diffusionszelle. Die Placebo- und Medikamentenfilme wurden auf ihre physikalisch-chemischen Eigenschaften hin untersucht und die Medikamentenfilme wurden auf ihre Flächenvariation, den Wirkstoffgehalt und die prozentuale kumulative Wirkstofffreisetzung untersucht. Die In-vitro-Studie zur Wirkstofffreisetzung durch eine Zellophanmembran zeigt, dass hydrophile Polymere eine höhere Freisetzung aufweisen als hydrophile und lipophile Kombinationen. Die Freisetzungsrate folgt einer Kinetik erster Ordnung. Die Studie zur primären Reizung zeigt, dass die transdermalen Filme nicht reizend sind.

14 . Yu Liu et.al., 2007

Es wurden vier Formulierungen entwickelt, die sich durch das Verhältnis der matrixbildenden Polymere Eudragit E100 und PVP unterschieden, d.h. 7: 3, 6: 4, 4: 6 und 3: 7 Ein Pflaster, das aus Eudragit E100/PVP (6: 4) bestand, zeigte eine wesentlich höhere Freisetzungsrate und einen höheren Hautpermeationswert als Eudragit E100/PVP (7:3), Eudragit E100/PVP (3:7) und Eudragit E100/PVP (4: 6), und der Fluxwert des Pflasters, das N-Methyl-2-Pyrrolidon (NMP) enthielt, war höher als bei den vier anderen getesteten Penetrationsverstärkern. Auf der Grundlage des Freisetzungsprofils und der In-vitro-Hautpermeationsstudien erwies sich die NMP-haltige Formulierung Eudragit E100/PVP (6: 4) in den durchgeführten Formulierungsstudien als die beste Wahl für transdermale Pflaster für DFD.

15 Amir Mehdizadeh et.al., 2004

Es wurden verschiedene Arten und Mengen flüssiger, druckempfindlicher Klebstoffe (PSA) verwendet und im Hinblick auf die Wirkstofffreisetzung und die Klebeeigenschaften bewertet. Zur Messung und zum Vergleich der Hafteigenschaften von transdermalen Pflastern wurde eine sehr einfache, aber präzise Methode entwickelt, der vereinfachte 180°-Peel-Test. Die Ergebnisse zeigten, dass die Freisetzungskinetik der Quadratwurzel aus der Zeit oder dem Higuchi-Modell gehorcht, was auf einen diffusionsgesteuerten Freisetzungsmechanismus hindeutet. Es wurde festgestellt, dass die Menge an Fentanyl, die für ein 10 cm2 großes Drei-Tage-DIAP benötigt wird, 3,3 mg betragen sollte. Die entsprechenden Mengen für Reservoir- und Matrixpflaster betrugen 2,5 und 5 mg. Es wurde festgestellt, dass Acryl-PSAs die besten Haftungs- und Freisetzungseigenschaften aufweisen.

16 . IkuhiroKakubar, et al. (2006) untersuchten die Hautdurchlässigkeit und Stabilität von

Formoterolfumarat (FF) in Matrixpflastern, die L-Menthol als Verstärker und N-Methyl-2-Pyrrolidon (NMP) als Lösungsmittel enthielten.[54] Ein optimiertes Matrixpflaster, das FF enthielt, wurde mit potenziellen Vorteilen für die Kontrolle von Asthma hergestellt.

17 Mohamed Aqil, et al. (2003) formulierten ein monolithisches Matrixsystem zur transdermalen Verabreichung von Metoprololtartrat und charakterisierten es in vitro durch Studien zur Wirkstofffreisetzung. Alle vier Formulierungen enthielten 10% (m/m) Metoprololtartrat, 5% (m/m) PEG-400 und 5% (m/m) Dimethylsulfoxid in Isopropylalkohol: Dichlormethan (40:60). Auf der Grundlage der In-vitro-Wirkstofffreisetzung und der Hautpermeationsleistung erwies sich die Formulierung MT-4 als besser als die anderen drei Formulierungen und wurde als optimierte Formulierung ausgewählt[55].

ZWECK DER STUDIE
Zielsetzung der Arbeit :

Derzeit ist die häufigste Form der Verabreichung von Arzneimitteln der orale Weg. Dies hat zwar den bemerkenswerten Vorteil einer einfachen Verabreichung, aber auch erhebliche Nachteile - nämlich eine schlechte Bioverfügbarkeit aufgrund des hepatischen Stoffwechsels (First Pass) und die Tendenz zu schnellen Blutspiegelspitzen (sowohl hoch als auch niedrig), was zu einer hohen und/oder häufigen Dosierung führt, was sowohl kostspielig als auch unbequem sein kann.

Um diese Schwierigkeiten zu überwinden, müssen neue Systeme zur Verabreichung von Arzneimitteln entwickelt werden, die die therapeutische Wirksamkeit und Sicherheit von Arzneimitteln durch eine präzisere (d. h. ortsspezifische), räumliche und zeitliche Platzierung im Körper verbessern und dadurch sowohl die Größe als auch die Anzahl der Dosen verringern.

Eine der am häufigsten angewandten Methoden ist die transdermale Verabreichung von Arzneimitteln, d. h. der Transport therapeutischer Substanzen durch die Haut mit systemischer Wirkung. Eng verwandt ist die perkutane Verabreichung, bei der der Transport in das Zielgewebe erfolgt, wobei versucht wird, eine systemische Wirkung zu vermeiden.

Ibuprofen ist ein nichtsteroidales Antirheumatikum (NSAID). Es wirkt, indem es Hormone reduziert, die Entzündungen und Schmerzen im Körper verursachen. **Ibuprofen** wird verwendet, um Fieber zu senken und Schmerzen oder Entzündungen zu behandeln, die durch viele Bedingungen wie Kopfschmerzen, Zahnschmerzen, Rückenschmerzen, Arthritis, Menstruationskrämpfe oder kleinere Verletzungen verursacht werden.

Die transdermale Verabreichung von Arzneimitteln, die einem First-Pass-Metabolismus unterliegen, kann die Bioverfügbarkeit verbessern und die Dosierungshäufigkeit im Vergleich zur oralen Verabreichung verringern. Eine Reihe von Wirkstoffmolekülen wurde für die transdermale Verabreichung von Arzneimitteln entwickelt.

Daher wurde in der vorliegenden Arbeit ein Versuch unternommen, ein matrixartiges transdermales Arzneimittelabgabesystem unter Verwendung wasserunlöslicher Polymere mit dem Modellarzneimittel Ibuprofen zu entwickeln.

Ziel der Arbeit ist die Entwicklung und Optimierung von Matrix-Transdermalpflastern unter Verwendung wasserunlöslicher Polymere und die Untersuchung der Auswirkungen verschiedener Polymerkonzentrationen auf die In-vitro-Membranpermeation.

Arbeitsplan :
1) Auswahl und Beschaffung von Arzneimitteln

2) Erstellung einer Standardkurve für Ibuprofen
3) Auswahl des Polymers
4) Auswahl des Weichmachers
5) Auswahl des Penetrationsverstärkers
6) Vorbereitung des Matrixpflasters
7) Bewertung der hergestellten transdermalen Formulierungen

a. Physikalisch-chemische Bewertungsparameter
- Physisches Erscheinungsbild
- Ausdauer beim Falten
- Dicke des Pflasters
- Gleichmäßigkeit des Gewichts
- Ebenheit
- Inhalt des Arzneimittels
- Prozentuale Feuchtigkeitsaufnahme
- Prozentualer Feuchtigkeitsgehalt

b. In-vitro-Membranpermeationsstudien mit der Keshary-Chien-Diffusionszelle unter Verwendung einer Dialysemembran.

c. In-vitro-Membranpermeationsstudien wurden in die kinetische Modellierung der Wirkstofffreisetzung integriert.

4. DROGENPROFIL

Name des Medikaments: IBUPROFEN

lupac name : 2-[4-(2-Methylpropyl)phenyl]propansäure

Synonyme: (+)-2-(p-Isobutylphenl)-propionsäure,(+) - Ibuprofen, (+) - p-Isobutylhydratsäure, (+) - a - Methyl - 4 - (2 - Methylpropyl)-benzolessigsäure, (4-Isobutylphenyl) - a - Methylessigsäure, (RS) - Ibuprofen,2-(4-Isobutylphenyl) 2-(4-Isobutylphenyl)-propansäure.

Löslichkeit : löslich in Wasser

Beschreibung: Ibuprofen ist ein nicht-steroidales, entzündungshemmendes Medikament (NSAID), das von Propionsäure abgeleitet ist und als erster Vertreter der Propionsäure

Schmelzpunkt: 75-78 °C (167-172 °F)

CAS-NR. : 15687-27-1

Struktur :

Molekulare Formel: C13H18O2
Molekulargewicht : Durchschnitt: 206.29gm-mol
Bioverfügbarkeit 80-100% (durch den Mund), 87% (rektal)
Halbwertszeit : 3.1-3.4 Stunden

Proteinbindung : 99%
Darreichungsformen : Pflaster, Injektion, Filmtabletten.
Dosis : 5mg Injektion. 100,200,300 mg Tabletten.

Kategorie : NSAID, Entzündungshemmend, Analgetikum.

Pharmakodynamik :

Ibuprofen hat mehrere Wirkungen auf verschiedene Entzündungswege, die an akuten und chronischen Entzündungen beteiligt sind. Die wichtigsten Wirkungen von Ibuprofen stehen im Zusammenhang mit der Kontrolle von Schmerzen, Fieber und akuten Entzündungen durch die Hemmung der Synthese von Prostanoiden durch COX-1 und COX-2. Die Schmerzlinderung wird den betroffenen peripheren Regionen und den Wirkungen auf das zentrale Nervensystem bei der Schmerzübertragung zugeschrieben, die durch das Dorsalhorn und den höheren spinothalamischen Trakt vermittelt werden. In einigen Berichten wurde versucht, die Schmerzregulierung mit einer möglichen Verstärkung der Synthese endogener Cannabinoide und der Wirkung auf die NMDA-Rezeptoren in Verbindung zu bringen. Es hat sich gezeigt, dass die Wirkung auf den Schmerz mit den kortikal evozierten Potenzialen zusammenhängt.

Mechanismus der Wirkung:

Der genaue Wirkmechanismus von Ibuprofen ist unbekannt. Ibuprofen gilt jedoch als NSAID und ist somit ein nicht-selektiver Hemmer der Cyclooxygenase, eines Enzyms, das an der Synthese von Prostaglandinen (Schmerz- und Fiebermediatoren) und Thromboxanen (Stimulatoren der Blutgerinnung) über den Arachidonsäureweg beteiligt ist.[27]

Ibuprofen ist ein nicht-selektiver COX-Hemmer und hemmt daher sowohl die Aktivität von COX-1 als auch von COX-2. Die Hemmung der COX-2-Aktivität verringert die Synthese von Prostaglandinen, die an der Vermittlung von Entzündungen, Schmerzen, Fieber und Schwellungen

Ibuprofen

beteiligt sind, während man annimmt, dass die Hemmung von COX-1 einige der Nebenwirkungen von Ibuprofen verursacht, darunter Magen-Darm-Geschwüre

Pharmakokinetische Eigenschaften:

Absorption: Ibuprofen wird oral sehr gut resorbiert, und die maximale Serumkonzentration kann innerhalb von 1 bis 2 Stunden nach extravaskulärer Verabreichung erreicht werden. Wenn Ibuprofen unmittelbar nach einer Mahlzeit verabreicht wird, kommt es zu einer leichten Verringerung der Absorptionsrate, aber es gibt keine Veränderung im Ausmaß der Absorption.

Verteilung: Das scheinbare Verteilungsvolumen von Ibuprofen liegt bei 0,1 L/kg Stoffwechsel: Ibuprofen wird in der Leber rasch verstoffwechselt und biotransformiert, wobei die wichtigsten Metaboliten entstehen, nämlich die hydroxylierten und carboxylierten Derivate

Ausscheidung: Ibuprofen wird schnell verstoffwechselt und über den Urin ausgeschieden, was mehr als 90 % der verabreichten Dosis ausmacht. Es wird innerhalb von 24 Stunden nach der letzten Dosis vollständig ausgeschieden, und fast die gesamte verabreichte Dosis durchläuft den Stoffwechsel, was etwa 99 % der ausgeschiedenen Dosis entspricht. Die biliäre Ausscheidung des unveränderten Arzneimittels und der aktiven Phase-II-Metaboliten macht 1 % der verabreichten Dosis aus.

Unerwünschte Wirkungen: Die häufigsten Symptome einer Überdosierung sind Bauchschmerzen, Übelkeit, Erbrechen, Lethargie, Schwindel, Schläfrigkeit (Somnolenz), Schwindel und Schlaflosigkeit. Andere Symptome einer Überdosierung sind Kopfschmerzen, Bewusstlosigkeit, Tinnitus, ZNS-Depression, Krämpfe und Anfälle. Kann in seltenen Fällen metabolische Azidose, abnorme Leberfunktion, Hyperkaliämie, Nierenversagen, Dyspnoe, Atemdepression, Koma, akutes Nierenversagen und Apnoe verursachen.

Lagerung:

in gut verschlossenen, lichtbeständigen Behältern bei 15-30 °C aufbewahren. Nicht einfrieren

ARZNEITRÄGERPROFIL

EUDRAGILT-L100

Synonyme: Acryl-EZE; Acryl-EZE MP; Eastacryl 30D; Eudragit; Kollicoat MAE 30 D; Kollicoat MAE 30 DP; polymere Methacrylate.

Funktionskategorie: Filmbildner; Tablettenbindemittel; Tablettenverdünnungsmittel.

Beschreibung: Eudragit L 100-55 (hergestellt durch Sprühtrocknung von Eudragit L 30 D-55) ist ein weißes, frei fließendes Pulver, das in Wasser redispergierbar ist und einen Latex bildet, der ähnliche Eigenschaften wie Eudragit L 30 D-55 aufweist.

Lagerung: Trockene Pulverpolymerformen sind bei Temperaturen unter 30°C stabil. Oberhalb dieser Temperatur neigen die Pulver zur Klumpenbildung, obwohl dies die Qualität der Substanz nicht beeinträchtigt und die Klumpen leicht aufgebrochen werden können. Trockene Pulver sind mindestens 3 Jahre lang haltbar, wenn sie in einem dicht verschlossenen Behälter bei weniger als 30 °C gelagert werden.

Verwendung: Polymethacrylat-Copolymere werden häufig als Filmbeschichtungsmaterialien in oralen pharmazeutischen Formulierungen verwendet. Sie werden auch in topischen Formulierungen verwendet und gelten im Allgemeinen als ungiftig und nicht reizend.

HYDROXYPROPYLMETHYLCELLULOSE

Synonyme: Benecel MHPC; E464; Hydroxypropylmethylcellulose; HPMC; Methocel; Methylcellulosepropylenglykolether; Methylhydroxypropylcellulose; Metolose; Tylopur.

Beschreibung: Es ist ein geruchloses, geschmackloses, weißes oder cremig-weißes faseriges oder körniges Pulver. *Verwendung:* Suspensionsmittel, Viskositätserhöhungsmittel, Filmbildner. Bindemittel für Tabletten und Klebstoff für Salben.

PROPYLENGLYKOL

Synonym: 1,2-Dihydroxypropan; E1520; 2-Hydroxypropanol; Methylethylenglykol; Methylglykol; Propan-1,2-diol.

Funktionskategorie: Antimikrobielles Konservierungsmittel; Desinfektionsmittel; Feuchthaltemittel; Weichmacher; Lösemittel; Stabilisator für Vitamine; mit Wasser mischbares Co-Lösemittel.

Verwendung: Propylenglykol ist als Lösungsmittel, Extraktionsmittel und Konservierungsmittel in einer Vielzahl von parenteralen und nicht-parenteralen pharmazeutischen Formulierungen weit verbreitet. Propylenglykol wird üblicherweise als Weichmacher in wässrigen Filmbeschichtungsformulierungen verwendet.

Beschreibung: Propylenglykol ist eine klare, farblose, zähflüssige, praktisch geruchlose Flüssigkeit mit einem süßen, leicht scharfen Geschmack.

Lagerbedingungen: Propylenglykol ist hygroskopisch, in einem gut verschlossenen Behälter, vor Licht geschützt, an einem kühlen, trockenen Ort lagern.

TWEEN 80

Synonyme: Atlas E; Armotan PMO 20; Capmul POE-O; Cremophor PS 80; Crillet 4; Crillet 50; Drewmulse POE-SMO; Drewpone 80K; Durfax 80; Durfax 80K; E433; Emrite 6120; Eumulgin SMO; Glycosperse O-20; Hodag PSMO-20; Liposorb O-20; Liposorb O-20K; Montanox 80; Polyoxyethylen 20 oleat; Protasorb O-20; Ritabate 80; (Z)-Sorbitanmono-9- octadecenoat Poly(oxy1,2- ethandiyl)-Derivate; Tego SMO 80; Tego SMO 80V; Polysorbat 80.

Funktionskategorie: Emulgator; nichtionisches Tensid; Solubilisierungsmittel; Netz-, Dispergier- und Suspendiermittel.

Beschreibung: Polysorbate haben einen charakteristischen Geruch und einen warmen, etwas bitteren Geschmack. Ihre Farbe und physikalische Form bei 25°C ist eine gelbe ölige Flüssigkeit.

Lagerung: Polysorbate sollten in einem gut verschlossenen Behälter lichtgeschützt an einem kühlen, trockenen Ort gelagert werden.

Verwendung: Sie werden häufig als Emulgatoren bei der Herstellung stabiler pharmazeutischer Öl-in-Wasser-Emulsionen verwendet. Sie können auch als Lösungsvermittler für eine Vielzahl von Substanzen, einschließlich ätherischer Öle und öllöslicher Vitamine, und als Benetzungsmittel bei der Formulierung oraler und parenteraler Suspensionen verwendet werden. Sie haben sich als nützlich erwiesen, um die orale Bioverfügbarkeit von Arzneimittelmolekülen zu verbessern, die Substrate für *p-Glykoprotein* sind.

5.1 LISTE DER MATERIALIEN

S.NO	Material Bezeichnung
01	Dichlormethan
02	Destilliertes Wasser
03	Ethanol
04	Eudragit L-100
05	HPMCk15M
06	HPMCk4M
07	Methanol
08	Ibuprofen
09	Kaliumdihydrogenphosphat
10	Natriumhydroxid-Kügelchen

5.2 LISTE DER AUSRÜSTUNGEN

S.Nr.	Instrumente	Hersteller
1.	Digitale Waage	Wensar
2.	Digitales pH-Messgerät, cyber pH-14L	Labor Indien
3.	Franz-Diffusionszelle	Borosil
4.	Glaswaren	Borosil, Mumbai, Indien.
5.	Härteprüfgerät	Cyber-Labor, Indien.
6.	10-Stationen-Rotationskompressionsmaschine	Laborpresse, Indien
7.	USP Auflösungsgerät	Labor Indien
8.	UV-Spektralphotometer	Labor Indien

METHODIK

Zubereitung des Phosphatpuffers pH 7,4: 250 ml 0,2 M Kaliumdihydrogenphosphat werden in einem 1000-ml-Messkolben genau abgemessen, 195,5 ml 0,2 M Natriumhydroxid zugegeben, dann wird mit Wasser aufgefüllt und der pH-Wert mit 0,2 M Kaliumdihydrogenphosphat/Natriumhydroxid auf 7,4 eingestellt.

Erstellung der Standardkurve von Ibuprofen: Die Standardkurve von Ibuprofen wurde in PBS pH 7,4 aufgezeichnet. Ibuprofen wurde Xmax spektrophotometrisch bestimmt.

Herstellung der Standardlösung: Die Stammlösung - I wurde durch Auflösen von 100 mg Ibuprofen in 100 ml Methanol hergestellt, um eine Lösung mit einer Konzentration von 1 mg/ml zu erhalten.

Dann wurde die Stammlösung II hergestellt, indem 10 ml der vorherigen Stammlösung, d. h. der Stammlösung I, entnommen und in 100 ml PBS pH 7,4 gelöst wurden, um eine Lösung mit einer Konzentration von 100 Lig/ml zu erhalten.

Es wurden genau abgemessene aliquote Teile der Standardarzneimittellösung aus der Stammlösung II entnommen: 0,5 ml, 1 ml, 1,5 ml, 2 ml und 2,5 ml wurden in 10-ml-Messkolben überführt und bis zur Marke mit PBS pH 7,4 verdünnt. Die Absorption jeder Lösung wurde mit einem UV-Spektrophotometer bei Xmax von 255 nm gegen PBS pH 7,4 als Leerwert gemessen. Es wurde ein Diagramm erstellt, indem die Konzentration des Arzneimittels gegen die Absorption aufgetragen wurde.

> **Auswahl des Arzneimittels und anderer Inhaltsstoffe:**

- Ibuprofen wurde aufgrund seiner physikalisch-chemischen und biologischen Eigenschaften sowie seiner Eignung für ein transdermales Verabreichungssystem als Modellarzneimittel ausgewählt.
- Als matrixbildende Polymere wurden Eudragit-L100(mg), HPMCk4M(mg), HPMCk15M(mg) ausgewählt.
- Propylenglykol und Tween80 wurden als Permeationsverstärker und Weichmacher ausgewählt.

II. Formulierung:

- **Entwicklung von transdermalen Pflastern:** Die transdermalen Pflaster wurden im Lösungsmittelgießverfahren hergestellt.

- **Lösungsmittelgießmethode:** Die transdermalen Pflaster wurden nach der in Tabelle 08 angegebenen Formel hergestellt. Eudragit L100, HPMCK4M und HPMCK15M wurden im erforderlichen Verhältnis eingewogen und dann in Dichlormethan und Ethanol als Lösungsmittel unter Verwendung eines Magnetrührers aufgelöst. Ibuprofen (36 mg), Propylenglykol und Tween 80 wurden der oben genannten Dispersion unter ständigem Rühren zugesetzt. Die gleichmäßige Dispersion wurde in die Petrischale gegossen. Die Verdunstungsrate des Lösungsmittels wurde durch Umdrehen des Trichters über den Pflastern kontrolliert.

Nach 24 Stunden wurden die getrockneten Filme herausgenommen und im Exsikkator gelagert.

Tabelle 6.1 : Formulierungen von Ibuprofen Transdermales Pflaster

S.Nr.	Zutaten	F1	F2	F3	F4	F5	F6	F7	F8	F9	F10	F11	F12
1	Droge(mg)	300	300	300	300	300	300	300	300	300	300	300	300
2	Eudragit-L 100(mg)	100	150	200	-	-	-	-	-	-	100	100	-
3	HPMCk4M(mg)	-	-	-	100	150	200	-	-	-	100	-	100
4	HPMCk15M(mg)	-	-	-	-	-	-	100	150	200	-	100	100
5	Dichlormethan(ml)	8	8	8	8	8	8	8	8	8	8	8	8
6	Ethanol(ml)	8	8	8	8	8	8	8	8	8	8	8	8
7	Propylenglykol(ml)	1.2	1.2	1.2	1.2	1.2	1.2	1.2	1.2	1.2	1.2	1.2	1.2
8	Tween-80(ml)	1.2	1.2	1.2	1.2	1.2	1.2	1.2	1.2	1.2	1.2	1.2	1.2

III. A) Bewertung des transdermalen Pflasters durch physikalische Methoden :

- *Äußeres Erscheinungsbild:* Alle transdermalen Pflaster wurden visuell auf Farbe, Klarheit, Flexibilität und Geschmeidigkeit geprüft.

- *Dicke:* Die Dicke der Pflaster wurde an 3 verschiedenen Stellen mit Hilfe von Schraubengaze gemessen. Für jede Formulierung wurden drei zufällig ausgewählte Pflaster verwendet.

- *Gewichtsvariation:* Die drei Scheiben von 2x2 cm^2 wurden geschnitten und auf einer elektronischen Waage für den Test der Gewichtsvariation gewogen. Der Test wurde durchgeführt, um die Gleichmäßigkeit des Gewichts und damit die Schwankungen von Charge zu Charge zu überprüfen.

- *Ebenheit:* Aus jedem Fleck wurden Längsstreifen herausgeschnitten, einer in der Mitte und zwei an jeder Seite. Die Länge jedes Streifens wurde gemessen, und die Längenabweichung aufgrund der Gleichmäßigkeit der Ebenheit wurde durch Bestimmung der vorhandenen Einschnürung gemessen, wobei 0 % Einschnürung einer

100 %igen Ebenheit entspricht.

• **Faltfestigkeit:** Die Faltfestigkeit wurde für das Präparatepflaster manuell gemessen. Ein Streifen der Folien (4x3 cm) wurde gleichmäßig geschnitten und wiederholt an der gleichen Stelle gefaltet, bis er gebrochen wurde.

• **Feuchtigkeitsaufnahme:** Der Test zur prozentualen

$$\text{Percentage moisture absorbed} = \frac{\text{Final weight} - \text{Initial weight}}{\text{Initial weight}} \times 100$$

Feuchtigkeitsaufnahme wurde durchgeführt, um die physikalische Stabilität und Integrität des Pflasters bei hoher Luftfeuchtigkeit zu prüfen. In der vorliegenden Studie wurde die Feuchtigkeitsaufnahmekapazität der Pflaster wie folgt bestimmt. Die Pflaster wurden in Exsikkatoren gelegt, die 200 ml gesättigte Kaliumchloridlösung enthielten, um die Luftfeuchtigkeit in den Exsikkatoren auf 84 % RH zu bringen. Nach 3 Tagen wurden die Filme entnommen und gewogen, um die prozentuale Feuchtigkeitsaufnahme des Pflasters zu ermitteln.

• **Feuchtigkeitsgehalt:** Die Pflaster wurden einzeln gewogen und 24 Stunden lang in einem Exsikkator mit geschmolzenem Calciumchlorid bei 40 °C aufbewahrt. Die Pflaster wurden erneut gewogen, bis ein konstantes Gewicht erreicht war. Der Feuchtigkeitsgehalt wurde in Prozent auf der Grundlage der Differenz zwischen dem Anfangs- und dem konstanten Endgewicht der Pflaster berechnet.

• ***Studie zur Quellung :*** Vollständig getrocknete Membranen mit einer bestimmten Fläche (3,83 cm^2) wurden gewogen und für 24 Stunden in Exsikkatoren gelegt. Sie wurden herausgenommen und in Exsikkatoren einer relativen Luftfeuchtigkeit von 75 % (mit gesättigter Natriumchloridlösung) ausgesetzt. Das Gewicht wurde in regelmäßigen Abständen auf einer Einschalenwaage gemessen, bis ein konstantes Gewicht erreicht war. Die Quellfähigkeit der Membranen (in Gewichtsprozent) wurde als prozentuale Gewichtszunahme der Membran gegenüber dem Ausgangsgewicht der Probe berechnet. Die Versuche wurden in dreifacher Ausführung durchgeführt, und die Durchschnittswerte wurden für die Berechnung verwendet. Der prozentuale Quellungsgrad (DS) wurde berechnet als

$$DS\ (\%) = Ws\text{-}Wd/Wd \times 100$$

Dabei geben Ws und Wd das Gewicht der gequollenen bzw. trockenen Membranen an[46].

• **Bestimmung des Wirkstoffgehalts:** Das Pflaster mit einer Fläche von 3,83 cm² wurde zerschnitten und in PBS pH 7,4 aufgelöst. Dann wurden dem Gemisch Ethanol und Dichlormethan zugesetzt, um das Polymer löslich zu machen, und das verbleibende Volumen wurde mit PBS pH 7,4 auf 100 ml in einem 100-ml-Messkolben aufgefüllt. Dann wurde 1 ml der Lösung entnommen und auf 10 ml verdünnt. Die Extinktion der Lösung wurde bei 310 nm gemessen und die Konzentration berechnet. Durch Korrektur des Verdünnungsfaktors wurde der Wirkstoffgehalt berechnet.

III. B) Bewertung des trandermalen Pflasters durch Permeationsstudien:

• **Diffusionszelle:** Die Permeationsstudien wurden an Franz-Diffusionszellen durchgeführt. Die Franz-Diffusionszelle enthält zwei Kompartimente, das Donor- und das Rezeptorkompartiment. Das Rezeptorkompartiment ist 5 mm groß und fasst ein Volumen von 15 ml. Das Rezeptorkompartiment ist mit einem Sammelrohr verbunden, das eine einfache stündliche Probenentnahme während des Diffusionsprozesses ermöglicht. Das Donor- und das Rezeptorkompartiment werden mit Hilfe einer Klammer zusammengehalten, und die Diffusionszelle wurde während der Durchführung der Diffusionsstudien auf den Magnetrührer gestellt.

Die Gesamtfläche des Rezeptorkompartiments, die dem transdermalen Pflaster zur Diffusion ausgesetzt ist, beträgt 3,83 cm².

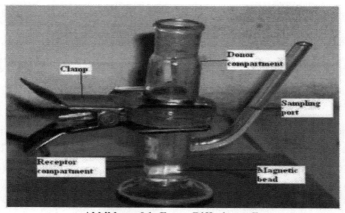

Abbildung 6.1: Franz-Diffusionszelle

- **In-vitro-Permeationsstudien unter Verwendung einer Dialysemembran:** Die In-vitro-Permeation von Ibuprofen aus Transdermalpflastern durch eine Dialysemembran (Hi-Media) mit einem Molekulargewichts-Cut-off von 12000 wurde untersucht. Die Membran wurde über einer Franz-Diffusionszelle und einem transdermalen Pflaster angebracht. Das Empfängerfach der Diffusionszelle wurde mit 15,0 ml PBS pH 7,4 gefüllt, und der Aufbau wurde über einem Magnetrührer bei einer Temperatur von 37^0 C platziert. Nach 1, 2, 3, 4, 6 und 12 Stunden wurden Proben von 3 ml aus dem Empfängerkompartiment entnommen und sofort wieder aufgefüllt. Sie wurden bis zur Durchführung der Analyse gekühlt gelagert. Der Gehalt an Ibuprofen in den Proben wurde mit einem UV-Spektralphotometer analysiert. Die Konzentrationen des Arzneimittels wurden bei 266 nm bestimmt.
- **Kinetische Modellierung der Wirkstofffreisetzung:**

Mechanismus der Wirkstofffreisetzung: Es wurden verschiedene Modelle zur Erklärung der Kinetik der Wirkstofffreisetzung getestet. Um den Mechanismus der Wirkstofffreisetzungskinetik der Darreichungsform zu analysieren, wurden die erhaltenen Daten in das Freisetzungsmodell nullter Ordnung, erster Ordnung, Higuchi und Korsmeyer-Peppas eingepasst.

A. *Freisetzungsmodell nullter Ordnung:* Zur Untersuchung der Freisetzungskinetik nullter

$$Q = K_0 t$$

Ordnung werden die Daten der Freisetzungsrate an die folgende Gleichung angepasst.

wobei Q= Menge des freigesetzten Arzneimittels zum Zeitpunkt t

K0=Freisetzungsgeschwindigkeitskonstante nullter Ordnung

Der Verlauf der prozentualen Wirkstofffreisetzung über der Zeit ist linear.

B. Freisetzungsmodell erster Ordnung: Die Daten der Freisetzungsrate werden an die folgende Gleichung angepasst

$$\ln(100-Q) = \ln 100 - k_1 t$$

wobei Q= prozentuale Wirkstofffreisetzung zum Zeitpunkt t

K1= Freisetzungsgeschwindigkeitskonstante erster Ordnung

Das Diagramm der logarithmischen prozentualen Wirkstofffreisetzung im Verhältnis zur Zeit ist linear.

C. Freisetzungsmodell nach Higuchi: Zur Untersuchung der Freisetzungskinetik nach Higuchi wurden die Daten der Freisetzungsrate an die folgende Gleichung angepasst

$$Q = K_H \, t^{1/2}$$

wobei Q= prozentuale Wirkstofffreisetzung zum Zeitpunkt t

KH= Higuchi's (Diffusions-) Geschwindigkeitskonstante

Im Higuchi-Modell ist die prozentuale Wirkstofffreisetzung in Abhängigkeit von der Quadratwurzel der Zeit linear.

D. Korsmeyer-Peppas-Freisetzungsmodell: Die Daten zur Freisetzungsrate wurden an die folgende Gleichung angepasst

$$F = (M_t/M) = K_m t^n$$

wobei M_t= Wirkstofffreisetzung zum Zeitpunkt t

M= Gesamtmenge des Arzneimittels in der Darreichungsform

F= Anteil der Wirkstofffreisetzung zum Zeitpunkt t

K_m=Konstante abhängig von der Geometrie der Darreichungsform

n=Diffusionsexponent, der den Mechanismus der Wirkstofffreisetzung angibt.

Wenn n gleich 0,89 ist, ist die Freisetzung nullter Ordnung. Wenn n gleich 0,45 ist, lässt sich die Freisetzung am besten durch ficksche Diffusion erklären, und wenn 0,45 < n < 0,89 ist, erfolgt die Freisetzung durch anomale Diffusion oder nicht-ficksche Diffusion (quellfähige & zylindrische Matrix). In diesem Modell ist eine Darstellung von log (M_t/M) gegen log (Zeit) linear.

IV) Studien zur Interaktion mit den Arzneimittelträgern: Auswertung des FT-IR-Spektrums: Die IR-Spektralanalyse wurde mit FT-IR nach der KBr-Scheibenmethode durchgeführt. Die Probe und KBr wurden trituriert und komprimiert, um die Scheiben zu erhalten. Die Proben der reinen Droge, der Dummy-Formulierung und der optimierten Formulierung (F-7) wurden zwischen den Wellenzahlen 4000,0 und 400,0 cm analysiert^{-1} .

7. ERGEBNISSE UND DISKUSSION

Tabelle Nr.: 7.1 Standardkurve von Ibuprofen

Konzentration (iig/ml)	Absorptionsgrad (nm)
5	0.123
10	0.210
15	0.320
20	0.411
25	0.501

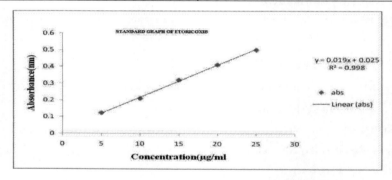

Abb. Nr. 7.1 : Standardkurve von Ibuprofen

Bewertung von Ibuprofen-Transdermalpflastern:

Äußeres Erscheinungsbild: Alle transdermalen Pflaster wurden visuell auf Farbe, Klarheit und Flexibilität geprüft.

Flachheit: Alle transdermalen Pflaster erwiesen sich als flach und schaumfrei.

Tabelle Nr. 7.2 : Bewertung des transdermalen Pflasters durch physikalische Methoden

Formulierung	Dicke (mm)	Ausdauer beim Falten	Wirkstoffgehalt (%)	Feuchtigkeitsaufnahme (%)	Feuchtigkeitsgehalt (%)
F1	0.3569	20	45	7.98	3.77
F2	0.3520	25	65	25.05	9.2
F3	0.3470	27	57.5	13.09	5.16
F4	0.3496	24	60	15.63	5.66
F5	0.3460	30	67.5	11.73	4.87
F6	0.3517	32	92.5	19.65	12.67
F7	0.3478	40	101.7	9.42	3.43
F8	0.3437	37	85	10.87	4.72
F9	0.3503	34	55	16.44	6.62
F10	0.3532	29	62.5	13.08	6.17
F11	0.3546	26	85	20.63	7.94
F12	0.3503	31	82.5	15.73	6.55

Die zubereiteten Ibuprofen-Transdermalpflaster wurden anhand physikalischer Methoden wie Aussehen, Ebenheit, Gewichtsschwankung, Dicke, Faltfestigkeit, Wirkstoffgehalt, Feuchtigkeitsaufnahme und Feuchtigkeitsgehalt bewertet, und alle Ergebnisse lagen innerhalb der pharmakopöischen Grenzwerte.

Tabelle Nr. 7.3 : Bewertung des Trandermalpflasters durch In-vitro-Permeationsstudien unter Verwendung einer Dialysemembran

Zeit (Stunden)	F1	F2	F3	F4	F5	F6	F7	F8	F9	F10	F11	F12
1	9.05	15.1	10.1	9.49	10.9	20.2	17.5	12.0	11.1	12.7	10.0	20.4
2	13.3	19.8	12.8	11.3	19.6	27.8	21.9	17.5	13.0	17.9	12.5	25.4
4	14.6	28.3	21.5	22.6	24.9	42.8	33.5	23.4	23.3	27.4	23.6	33.0
6	21.9	34.1	25.9	32.3	31.2	53.5	40.0	30.9	33.4	32.7	30.9	41.7
8	32.7	41.1	33.4	43.9	38.0	66.3	46.5	48.1	52.7	50.6	36.7	47.9
10	40.4	50.1	44.5	56.3	50.3	82.0	64.2	60.0	66.4	63.0	45.9	63.0
12	54.2	65.8	56.7	69.4	65.9	96.5	91.6	78.7	79.1	74.8	56	80.9

Abb. Nr. 7.2 : Freisetzungsprofil von In-vitro-Permeationsstudien mit Dialysemembran

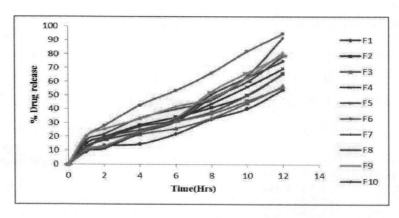

Die vorbereiteten Ibuprofen-Transdermalpflaster wurden für In-vitro-Permeationsstudien unter Verwendung einer Dialysemembran ausgewertet. Von allen 12 Formulierungen zeigte die F6-Formulierung, die HPMC K4M 200 mg enthält, eine kumulative Wirkstofffreisetzung von 94 % innerhalb von 12 Stunden. Im Vergleich zu HPMC K15M zeigte HPMC K4M ein besseres Wirkstofffreisetzungsprofil.

Tabelle Nr. 7.4: Kinetik der In-vitro-Permeationsstudien mit Dialysemembran

Kumulativ (%) Freisetzung Q	Zeit (T)	Wurzel (T)	Log (%) Freisetzung	Logarithmus (T)	Log (%) bleiben	Freisetzungsrate (kumulativ % Freisetzung/t)	1/cum% freigeben
0	0	0			2.000		
20.2356	1	1.000	1.306	0.000	1.902	20.236	0.0494
27.80759	2	1.414	1.444	0.301	1.858	13.904	0.0360
42.87958	4	2.000	1.632	0.602	1.757	10.720	0.0233
53.59293	6	2.449	1.729	0.778	1.667	8.932	0.0187
66.38743	8	2.828	1.822	0.903	1.527	8.298	0.0151
82.0877	10	3.162	1.914	1.000	1.253	8.209	0.0122
96.5055	12	3.464	1.976	1.079	0.724	7.892	0.0106

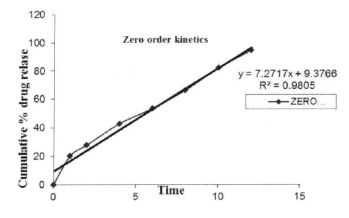

Abb. Nr. 7.3 : Kinetik nullter Ordnung

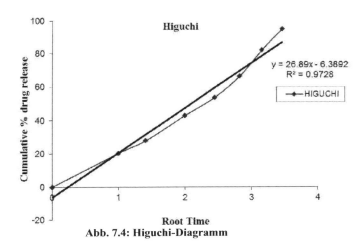

Abb. 7.4: Higuchi-Diagramm

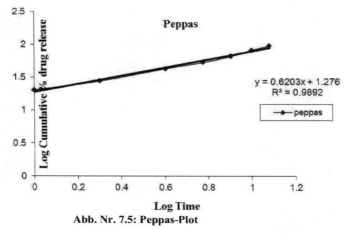

Abb. Nr. 7.5: Peppas-Plot

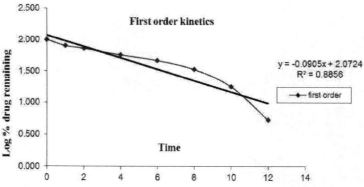

Abb. Nr. 7.6 : Kinetik erster Ordnung

Die Kinetik der In-vitro-Permeationsstudien unter Verwendung einer Dialysemembran für die F6-Formulierung wurde aufgezeichnet und der Regressionskoeffizient für das Korsmeyer-Peppas-Freisetzungsmodell war hoch, d.h. 0,9892. Der n-Wert lag bei 0,6203, was darauf hindeutet, dass das Freisetzungsmuster eine nicht-ficksche Diffusion ist.

ZUSAMMENFASSUNG UND SCHLUSSFOLGERUNG

In der vorliegenden Studie wurde die transdermale Verabreichung von Ibuprofen entwickelt, um den First-Pass-Stoffwechsel zu überwinden und die Häufigkeit der Verabreichung im Vergleich zur oralen Verabreichung zu verringern.

Die orale Verabreichung von Arzneimitteln hat verschiedene Nachteile, wie z. B. eine schlechte Bioverfügbarkeit aufgrund des hepatischen Stoffwechsels (erster Durchgang) und die Tendenz, schnelle Blutspiegelspitzen (sowohl hoch als auch niedrig) zu erzeugen, was zu einer hohen und/oder häufigen Dosierung führt, was sowohl kostspielig als auch unbequem sein kann. Unter Verwendung der Polymere Eudragit-L100, HPMCk4M und HPMCk15M wurde ein Matrix-Typ von transdermalen Pflastern entwickelt.

Die transdermalen Pflaster wurden mit Hilfe des Lösungsmittelgießverfahrens hergestellt. Propylenglykol und Tween80 wurden als Permeationsverstärker und Weichmacher ausgewählt.

Die Kompatibilität der Hilfsstoffe wurde mit Hilfe von FTIR untersucht, und es wurde festgestellt, dass es keine Wechselwirkungen gab.

Die Formulierungen wurden mit unterschiedlichen Polymerkonzentrationen von F1 bis F12 hergestellt, und alle Formulierungen wurden auf verschiedene physikalische Parameter hin untersucht: physikalisches Erscheinungsbild, Ebenheit, Gewichtsvariation, Dicke, Faltfestigkeit, Wirkstoffgehalt, Feuchtigkeitsaufnahme, Feuchtigkeitsgehalt und Quellungsstudie, und alle Ergebnisse lagen innerhalb der pharmazeutischen Grenzwerte. Unter allen 12 Formulierungen zeigte die F6-Formulierung, die HPMC K4M 200mg enthält, eine kumulative Wirkstofffreisetzung von 96,5% innerhalb von 12 Stunden. Im Vergleich zu HPMC K15M zeigte HPMC K4M ein besseres Wirkstofffreisetzungsprofil.

Für die F6-Formulierung wurde die Freisetzungskinetik aufgezeichnet, und es wurde festgestellt, dass der Regressionskoeffizient für das Korsmeyer-Peppas-Freisetzungsmodell hoch ist, d. h. 0,9892.

Der n-Wert betrug 0,6203, was darauf hindeutet, dass das Muster der Wirkstofffreisetzung eine nicht-ficksche Diffusion war.

REFERENZEN

1. Agrawal SS et.al., Permeationsstudien von Atenolol und Metoprololtartarat in drei verschiedenen Polymermatrizen zur transdermalen Verabreichung. *Ind J Pharm Sci. 2007: 535-9.*
2. Allen L. Vet.al., Ansel's Pharmaceutical Dosage Forms and Drug Delivery Systems, *8. Auflage, Lippincott Williams & Wilkins, 2005:298- 315.*
3. Arora P et.al., Design, Entwicklung, physikochemische und in vitro und in vivo Bewertung von 14. Transdermalen Pflastern, die Diclofenacdiethylammoniumsalz enthalten. *J Pharm Sci 2002; 91: 2076-2089.*
4. Barry B W "Dermatologische Formulierungen: Perkutane Absorption", Drugs and pharmaceutical sciences, *MARCEL DEKKER, INC. 1983; 18:1-39.*
5. Barry B. Transdermale Verabreichung von Arzneimitteln. In Ed: *Aulton M E, Pharmaceutics: The Science of Dosage Form Design, Churchill Livingston. 2002:499-533*
6. Barry, B.W. et.al., Lipid-protein-partitioning theory of Skin Penetration Enhancement; *J. Control, Rel. 1991; 15:237-248*
7. BharkatiyaM et.al., Techniken zur Verbesserung der Hautpenetration *J.youngpharm. 2010;1(2):110-115.*
8. Calpena A C et.al., A comparative in vitro study of Transdermal absorption of antiemetics, *J Pharm Sci, 1994; 83(1): 29-33.*
9. Chien Y.W. *"Novel Drug Delivery Systems", 2. Auflage, Drugs and Pharmaceutical Sciences, 50.*
10. Cleary G W, *Transdermale Systeme mit kontrollierter Freisetzung. Medical Applications of Controlled Release. 1:203-251.*
11. Devi K et.al., Design und Bewertung von Matrixdiffusionskontrollierten transdermalen Pflastern von Verapamilhydrochlorid. *Drug DevInd Pharm 2003; 5: 495-503.*
12. de.wikipedia.org/wiki/Transdermale_Drogenverabreichung
13. EseldinKeleb et.,al. Transdermal Drug Delivery System - Design und Bewertung. *International Journal of Advances in Pharmaceutical Sciences 2010; 1: 201-211.*
14. Finnin B C et.al., Transdermale Penetration. *J Pharm Sci. Oct 1999; 88 (10):955-958.*
15. GajananDarwhekar et.al., Formulation and Evaluation of Transdermal Drug Delivery System of Clopidogrel Bisulfate, *Asian Journal of Pharmacy and Life Science, ISSN 2231 - 4423, Vol. 1 (3), July-Sept, 2011.*
16. Gannu, Ramesh et.al., Formulation and evaluation of Transdermal drug delivery, *Curr Drug Deliv. 2007;4(1):69-76.*
17. Gattani SG et.al., Formulierung und Bewertung von transdermalen Filmen von

Ondansetron-Hydrochlorid. *Indian Drugs.* 2006; 43(3):245-9.
18. Gattani SG et.al., Formulierung und Bewertung von transdermalen Filmen von Chlorpheniraminmaleat. *Indian drugs.* 2007; 44(1):27-33.
19. GeetaAggarwal et.al., Development Fabrication and Evaluation of Transdermal Drug Delivery System - *A Review. Pharmainfo_net.mht* 2009; 7 (5).
20. Gupta R et.al., Development and in vitro evaluation of diltiazem hydrochloride Transdermal patches based on povidone-ethyl cellulose matrices. *Drug DevInd Pharm* 2003; 29: 1-7.
21. Gwak H S et.al., In-vitro perkutane Absorption von Ondansetron-Hydrochlorid aus druckempfindlichen Klebstoffmatrizen durch haarlose Mäusehaut, *Arch Pharm Res, 2003;* 26 (8): 644-8.
22. Gwak H S et.al., Transdermal delivery of ondansetron hydrochloride: effects of vehicles and penetration enhancers, *Drug DevInd Pharm, 2004; 30(2):187-94.*
23. *Handbuch der pharmazeutischen Hilfsstoffe,* USA: American Pharmaceutical Association; 1986.
24. Heather A.E. Benson Transdermal Drug Delivery: Techniken zur Verbesserung der Penetration *Current Drug Delivery, 2005; 2: 23-33.*
25. http//de.wikipedia.org/wiki/dibutyl_pthalat.
26. http://medical-dictionary.thefreedictionary.com/ondansetron+Hydrochlorid.
27. Kunal N Patel et.al., Formulation And Characterization Of Drug In Adhesive Transdermal Patches OfDiclofenac Acid. *International Journal of Pharmacy and Pharmaceutical Sciences ISSN- 0975-1491, Vol 4, Issue 1, 2012.*
28. Manvi FV et.al., AP. Formulierung eines transdermalen Verabreichungssystems von Ketotifenfumarat. *Ind J Pharm Sci.* 2003; 65(3):239-43.
29. Megha F. Wilkosz et.al., Kandidat Robin H. Bogner, PhD *Transdermale Medikamentenabgabe TEIL 1: aktueller Stand 28(4) und (5).*
30. Megha F. Wilkosz et.al., Kandidat Robin H. Bogner, PhD *Transdermale Medikamentenabgabe TEIL 1: aktueller Stand 28(4).*
31. Mohamed Aqil, Yasmin Sultana, Asgar Ali. *Acta Pharm.* 2003; 53(2):119-25.
32. Mohd. Amjad, Mohd. Ehtheshamuddin, S. Chand, Hanifa, M. Sabreesh1, R. Asia, und G. Kumar. *Formulierung und Bewertung von transdermalen Pflastern von AtenelolARPB, 2011; Vol 1(2)*
33. MohitSoni et al., Transdermal Drug Delivery: A Novel Approach to Skin Permeation *Journal of Pharmacy Research 2009, 2(8),1184-1190.*
34. Murthy S N et.al., Drug release from terbutalinesulphate Transdermal films across human

cadaver skin, *Indian J Pharm Sci. 59(2);75-76.*
35. Narasimha S Murthy et.al., The Internet Journal of Pharmacology *TM ISSN: 1531-2976.*
36. Patra S et.al., Spektrophotometrische Methode OndansetronHCl. *Ind J. Pharm. Sci. 2007; 69(6): 840-1.*
37. Prashant M et.al., Bewertung von polymerisiertem Kolophonium für die Formulierung und Entwicklung transdermaler Arzneimittelabgabesysteme. *AAPSPharmscitech. 2005; 6(4):48-53.*
38. Ramesh panchagnula Transdermale Verabreichung von Arzneimitteln. *Indische Zeitschrift für Pharmakologie 1997; 29: 140-156.*
39. Rathod-Garuji et.al., Formulierung und Bewertung von Lornoxicam-Transdermalpflastern. *Pharmatutor-Art-1675.*
40. S. Gao, J. Singh et.al., In vitro Percutaneous Absorption Enhancement of Lipophilic Drug Tamoxifen by Terpenes, *J.control. Release 1998; 51:193-199*
41. S. Mutalik et.al., Formulation and evaluation of Transdermal patch *Journal of Pharmaceutical Sciences. 93(6):1577 - 1594.*
42. SahooSunit Kumar et.al., Formulation and Evaluation of Transdermal Patch of Stavudine *Dhaka Univ. J. Pharm. Sci. 12(1): 63-69, 2013 (Juni).*
43. SahuRishabh Kumar et.al., Development and evaluation of Transdermal patches of Colchicine, *Scholars Research Library Der Pharmacia Lettre, 2012, 4 (1):330-343.*
44. Sankar V et.al., Design und Bewertung von Nifedipin-Transdermalpflastern. *Ind J Pharm Sci. 2003; 65(5):510-5.*
45. Santosh K et.al., Formulierung und Bewertung von transdermalen Pflastern von Ketoprofen. *Drug International Journal of PharmTech Research CODEN (USA): IJPRIF ISSN : 0974-4304 Vol.5, No.2, pp 670-673, April-June 2013.*
46. Saxena M et.al., Formulierung und Bewertung von transdermalen Pflastern mit Metoclopramidhydrochlorid. Indian drugs. 2006; 43(9):740-5.
47. Shailesh T. Prajapati et.al., Formulation and Evaluation of Transdermal Patch of Repaglinide, *ISRNPharm. 2011; 2011: 651909.*
48. Tortora G et.al., The Integumentary system.In: *Grundlagen der Anatomie und Physiologie. 9. Auflage. John Wiley and Sons Inc. 150-151.*
49. Ubaidulla U et.al., Transdermales therapeutisches System von Carvedilol: Wirkung einer hydrophilen und hydrophoben Matrix auf die in vitro und in Vivo Eigenschaften. *AAPS Pharmsci Tech. 2007; 8(1).*
50. VandanaMohabe et.al., Preparation And Evaluation Of Captopril Transdermal Patches, *Bulletin of Pharmaceutical Research 2011;1(2):47-52.*

51. Vyas S P et.al., Controlled Drug Delivery: *Concepts and Advances*, *Vallabh-Prakashan*, 1st Edition. 2002:411-447.
52. Wade A und Weller PJ. *Handbook of pharmaceutical Excipients*, The pharmaceutical press : London, 1994, 2nd edition.
53. Wilson K J W et.al., "Ross and Wilson: *Anatomy and Physiology In Health And Illness*", 8. Auflage, Churchill Livingstone. 1996:360-366.
54. www.drugbank.com
55. Yun-Seok Rhee et. al., Formulation and biopharmaceutical evaluation of a Transdermal patch containing Aceclofenac. Archives of Pharmacal ResearchMay 2013, Band 36, Ausgabe 5, S. 602-607.
56. Madhulatha A und Naga Ravikiran T Formulierung und Bewertung von Ibuporfen Transdermal Patches International Journal of Research in Pharmaceutical and Biomedical Sciences ISSN: 2229-3701 Vol. 4 (1) Jan- Mar 2013 www.ijrpbsonline. Com
57. Koteswararao P , Duraivel S , Sampath Kumar KP , Debjit Bhowmik Formulierung und Bewertung von transdermalen Pflastern des blutdrucksenkenden Medikaments Metoprololsuccinat Indian Journal of Research in Pharmacy and Biotechnology ISSN: 2321-5674(Print) ISSN: 2320 - 3471(Online) www.ijrpb.com
58. Ujjawal Nautiyal, Devendra Singh Formulierung und Charakterisierung von transdermalen Losartan-Pflastern Indian Journal Of Pharmaceutical & Biological Research (IJPBR), Vol. 1(1); März, 2013

59. Jaya raja kumar*.K, Selvadurai Muralidharan und Sokkalingam Arumugam Dhanaraj Formulierung und In-vitro-Bewertung von Terbinafin HCL Transdermalpflastern J. Pharm. Sci. & Res. Vol.4(6), 2012, 1840 - 1843
60. Jaydatt K. Jadhav, S. A. Sreenivas Formulierung und Invitro-Bewertung von Indomethacin-Transdermalpflastern unter Verwendung der Polymere Hpmc E5 und Ethylcellulose Internationales Journal für Pharmazie und pharmazeutische Wissenschaften ISSN-0975-1491 Vol. 4, Suppl. 1, 2012
61. Mohd. Amjad , Mohd. Ehtheshamuddin , S. Chand , Hanifa , M. Sabreesh , R. Asia , und G. S Kumar Formulierung und Bewertung von transdermalen Pflastern von Atenolol ARPB, 2011; Vol 1(2)
62. K. Kavitha und Mangesh Rajendra Design und Bewertung von transdermalen Filmen von Lornoxicam International Journal of Pharma and Bio Sciences ISSN 0975-6299 vol 2/Issue 2
63. Irfan Newaz Khana , Marzina Ajrina , Md. Razibul Habib*B, Maria Islam Khana , Md.

Mominur Rahmanb , Mohammad Shohelc Design, physikochemische Bewertung und In-vitro-Auflösungsstudien von transdermalen Pflastern, die Aceclofenac enthalten International Journal of Drug Development & Research | Juli-September 2011 | Vol. 3 | Issue 3 | ISSN 0975-9344 | Online verfügbar http://www.ijddr.in

64. Md. Kamrul Hasan1, 2, Md. Ajijur Rahman1 , Sharif Mohammad Shahin1 , und Md. Anwar Ul Islam In-vitro- und In-vivo-Bewertung eines mit Rosiglitazon-Maleat beladenen HPMC-PVA-Mischpflasters Bangladesh Pharmaceutical Journal; Vol. 13, No. 2, July 2010 ISSN 0301-4606
65. Ganesh Sheshrao Bangale, B. Stephen Rathinaraj , Rajesh K. S , Gajanan V. Shinde , Deepak G. Umalkar , Ch. Rajveer , D. Kumaraswamy und Preetha. S. Panicker Design und Bewertung von transdermalen Filmen von Atenolol J. Chem. Pharm. Res., 2010, 2(3):593- 604
66. Shivaraj, R. Panner Selvam, T. Tamiz Mani, T. Sivakumar Design und Bewertung der transdermalen Verabreichung von Ketotifen Fumarat Int J Pharm Biomed Res 2010, 1(2), 4247 www.pharmscidirect.com
67. V.Vijayan* , M.H.Sumanth , L.Suman , T.Vinay , D.Srinivasrao , K.Jayaraj Kumar. Entwicklung und physiochemische In-Vitro-Bewertung von antihypertensiven transdermalen Pflastern J. Pharm. Sci. & Res. Vol.2(3), 2010, 171-177
68. Jadhav R.T , Kasture P.V , Gattani S.G , Surana S.J Formulierung und Bewertung von transdermalen Diclofenac-Natrium-Filmen International Journal of PharmTech Research CODEN (USA): IJPRIF ISSN : 0974-4304 Vol.1, No.4, pp 1507-1511
69. Yu Liu, Liang Fang, Haifa Zheng, Ligang Zhao, Xinyu Ge, Zhonggui He Entwicklung und In-vitro-Bewertung eines Pflasters zur topischen Anwendung, das Diclofenac-Diethanolamin-Salz enthält Pflaster zur topischen Anwendung, das Diclofenac-Diethanolamin-Salz enthält/Asian Journal of Pharmaceutical Sciences 2007, 2 (3): 106-113

70. Koteswar.U.N., 1992 Vorbereitung und Bewertung von Captopril transdermalen Matrizen. Indische Medikamente; 29; 680-8.
71. Deasy. P.B., Mcdaid.D.M., 1996, Formulation Development of Transdermal drug delivery system for Amlodipine base. Int J Pharm; 133:71-83.
72. Sadashivaih.R, Dinesh.B.M., Patil.U.A., Desai.B.G., Raghu.K.S., 2008 Design and In Vitro Evaluation of Haloperidol lactate transdermal patches containing ethyl cellulose -

povidone as film formers. Asian J Pharm;2:43-9
73. Barry. B.W., 2001. Neue Mechanismen und Geräte für eine erfolgreiche transdermale Verabreichung von Medikamenten. Eur J Pharm Sci; 14:101-14
74. Chein YW. Transdermale Arzneimittelverabreichungssysteme und Verabreichungssysteme.
75. Kenneth Kassler-Taub, Thomas Little John, William Elliott, Terrence Ruddy, Evelyn Adler, 1998 Comparative efficiency of angiotensin II receptor antagonist, irbesartan and Losartan, in mild to moderate hyper tension, AJH. , 11, 445-453.
76. Tripathi, KD, 2004, Essential of Medical Pharmacology, 5. Auflage, Jaypee Brothers Medical Publishers (p) ltd, New Delhi, Indien, 453-454.
77. Santoyo. S., Arellano.A, Ygartua.P, Martin.C., 1995. Penetrationsverstärkende Effekte auf die perkutane In-vitro-Absorption von Piroxicam durch Rattenhaut. Int J Pharm., 177,21924.
78. Kenneth Kassler-Taub, Thomas Little John, William Elliott, Terrence Ruddy, Evelyn Adler, 1998: Comparative efficiency of angiotensin II receptor antagonist, irbesartan and Losartan, in mild to moderate hyper tension, AJH, 11, 445-453.
79. Shruti Chopra, Gayatri V. Patel, Sanjay K. Motwani, 2007. Freisetzungsmodulierendes hydrophiles Matrixsystem von Losartan-Kalium, Optimierung der Formulierung mit statistischer Versuchsplanung. Europäische Zeitschrift für Pharmazie und Biopharmazie, 66, 73-82.
80. Gupta, J.R.D., Tripathi, P., Irchhiaya, R., Garud, N., Dubey, P., Patel, J.R., Int J Pharm Sci Drug Res 2009, 1, 46-50.
81. Vyas, S.P., Roop, K.K., Controlled Drug Delivery Concepts and Advances, Vallabh Prakash publishers, New Delhi 2005.
82. Devi, K.V., Saisivam, S., Maria, G.R., Deepti, P.U., Drug Dev Ind Pharm 2003, 29, 495503.
83. Baran R, Faergemann J, Hay RJ (2007). "Oberflächliche weiße Onychomykose - ein Syndrom mit unterschiedlichen Pilzursachen und Infektionswegen". J. Am. Acad. Dermatol. 57 (5): 879- 82.doi:10.1016/j.jaad.2007.05.026. PMID 17610995.
84. Sadashivaiah, R., Dinesh, B.M., Patil, U.A., Deasi, B.G., Raghu, K.S., Asian J Pharm 2008, 2, 43-49.
85. Sathyapriya, L.S., Jayaprakash, S., Prabhu, R.S., Abirami, A., Subramanian, K., Nagarajan, M., Int J Pharm Sci Tech 2008, 1, 22- 28
86. Dandagi, P.M., Manavi, F.V., Gadag, A.P., Mastiholimath, V.S., Jagdeesh, T., Ind J Pharm Sci 2003, 65, 239-243.

87. Krishnaiah, Y.S., Satyanarayana, V., Bhaskar, P., Int J Pharm 2002, 247, 91-102.
88. Dey S. Malgope A. Preparation of Carvedilol transdermal patch and the effect of propylene Glycol on permeation. Internationale Zeitschrift für Pharmazie und pharmazeutische Wissenschaften2010; 2(1):137-143.
89. Gye J.R. Jong S.W. Sung J H. Young W.L. Chang H.L. Topical oleo-hydrogel preparation of Ketoprofen with enhanced skin permeability. Drug Dev. Ind . Pharm. 1999; 25(6):717-26.
90. Carmelo P. und Francesco B. Effect of Polyunsaturated Fatty Acids and some conventional Penetration Enhancers on Transdermal Delivery of Atenolol. Drug Delivery. 2008; 15: 107-112

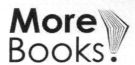

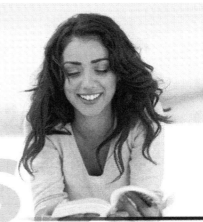

I want morebooks!

Buy your books fast and straightforward online - at one of world's fastest growing online book stores! Environmentally sound due to Print-on-Demand technologies.

Buy your books online at
www.morebooks.shop

Kaufen Sie Ihre Bücher schnell und unkompliziert online – auf einer der am schnellsten wachsenden Buchhandelsplattformen weltweit! Dank Print-On-Demand umwelt- und ressourcenschonend produziert.

Bücher schneller online kaufen
www.morebooks.shop

KS OmniScriptum Publishing
Brivibas gatve 197
LV-1039 Riga, Latvia
Telefax: +371 686 204 55

info@omniscriptum.com
www.omniscriptum.com

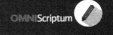

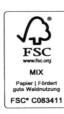

Druck:
CPI Druckdienstleistungen GmbH
im Auftrag der
Zeitfracht GmbH
Ein Unternehmen der Zeitfracht - Gruppe
Ferdinand-Jühlke-Str. 7
99095 Erfurt